HANDBOOK DE INTEGRAÇÃO DE CUIDADOS

HANDBOOK DE INTEGRAÇÃO DE CUIDADOS

COORDENAÇÃO

RUI SANTANA

APAH
ASSOCIAÇÃO PORTUGUESA
DE ADMINISTRADORES HOSPITALARES

ALMEDINA

HANDBOOK DE INTEGRAÇÃO DE CUIDADOS

COORDENAÇÃO
Rui Santana

AUTORES
Adelaide Belo, Cátia Gaspar, Cláudia Almeida, Joana Seringa, Miguel Papança, Rui Santana

COORDENAÇÃO TÉCNICA
Alexandra Santos

EDITOR
EDIÇÕES ALMEDINA, S.A.
Rua Fernandes Tomás, n.os 76-80 – 3000-167 Coimbra
Tel.: 239 851 904 • Fax: 239 851 901
www.almedina.net • editora@almedina.net

REVISÃO
Mariana Cunha

CAPA
Edições Almedina

IMAGEM DE CAPA
© Yuichiro Chino / Getty Images

PAGINAÇÃO
Aresta Criativa – Artes Gráficas

IMPRESSÃO E ACABAMENTO
??????
Maio 2021

DEPÓSITO LEGAL
???

BIBLIOTECA NACIONAL DE PORTUGAL – CATALOGAÇÃO NA PUBLICAÇÃO
SANTANA, Rui Manuel Candeias, e outros

Handbook de integração de cuidados / Rui Santana, Joana Seringa, Cláudia Almeida. – 1ª ed. - (Fora de colecção)
ISBN 978-972-40-9494-6

I – SERINGA, Joana
II - ALMEIDA, Cláudia

CDU 616

ÍNDICE

PREFÁCIO

A tradicional organização fragmentada e em silos das organizações de saúde, com respostas episódicas, reativas e orientadas para a doença, mostra-se cada vez mais desajustada à mudança do perfil epidemiológico das populações, aquilo a que a Organização Mundial de Saúde (OMS) chamou de «*silver tsunami*».

De acordo com os últimos dados da Pordata, em Portugal, a «esperança de vida à nascença» é de 81,5 anos, superior à média da União Europeia (UE) que é de 81 anos. No entanto, quando analisamos «os anos de vida saudável aos 65 anos», a média da UE é de 9,8 anos e a de Portugal é de 7,8 anos.

Em Portugal, as pessoas vivem mais tempo, contudo vivem pior, com mais carga de doença (multimorbilidade) e com maior utilização dos serviços de saúde e sociais. A resposta não pode ser doença a doença, mas sim centrada na pessoa e nas suas necessidades globais.

A esta realidade acrescem outros dados: o aumento das expectativas e da exigência da população em relação aos serviços que lhes são prestados, o inevitável avanço científico nas áreas da saúde e das tecnologias da informação e, por outro lado, a diminuição dos orçamentos para a saúde.

Todos estes fatores têm vindo a pôr em causa a sustentabilidade dos serviços de saúde e dos sistemas de apoio social.

A OMS, o Observatório Europeu da Saúde e outras instâncias internacionais, suportados por inúmeros estudos académicos sobre o tema, apontam para a necessidade de uma mudança de paradigma na organização dos cuidados de saúde, alicerçada nos seguintes pilares:

- Integração entre os vários níveis de cuidados;
- Cuidados de proximidade e de continuidade;
- Cuidados centrados numa visão holística das necessidades das pessoas e com o seu envolvimento como parceiras;
- Cuidados articulados com respostas sociais e da comunidade.

Assim, nas últimas décadas, tem havido uma tendência para a introdução de modelos de integração de cuidados, nas reformas feitas nos sistemas de saúde, que Portugal também seguiu.

Tem sido um processo a várias velocidades, consoante as dimensões da integração de cuidados. É sempre mais fácil implementar alterações em que a decisão é de «*cima para baixo*» —, como, por exemplo, a nível estrutural, com a criação de Centros Hospitalares.

Mas não basta colocar a palavra «*integração*» nos títulos das reformas.

Integração sem a dimensão funcional da coordenação não leva a «*cuidados integrados*». E esta só acontece se as alterações forem implementadas de «*baixo para cima*».

Este é o exemplo que temos tido com as Unidades Locais de Saúde (ULS), em que teoricamente a integração vertical favoreceria a prestação de um *continuum* de cuidados.

Contudo, o que se verifica, na prática, é que o investimento foi na integração administrativa, o mais fácil de colocar no terreno. No entanto, não houve uma aposta estratégica na promoção da coordenação entre os vários níveis de cuidados de saúde, sociais e comunitários, tendo em vista resultados que melhorassem a experiência das pessoas ao longo do seu percurso pelos vários serviços onde lhes são prestados cuidados.

Mas a integração vertical (como a que existe nas ULS) não é condição nem necessária, nem suficiente (embora possa ser facilitadora) para que de «*baixo para cima*» se criem condições para a coordenação entre as várias estruturas e os vários níveis, tendo como objetivo prestar cuidados centrados nas pessoas, que, de uma forma holística, tenham em conta as suas necessidades e as suas preferências.

O mais importante para que tal aconteça passa por repensar a forma como prestamos cuidados e como nos articulamos.

Existem projetos a decorrer nas nossas instituições, fruto do grande empenho e resiliência dos profissionais, mas sem escala e com poucos apoios.

A integração de cuidados é necessária quando a fragmentação da prestação é de tal modo desajustada às necessidades das pessoas, que se torna subótima ou mesmo adversa, com impacto nas experiências dos utentes e nos resultados em saúde.

O que se pretende melhorar é a qualidade e o custo-efetividade dos cuidados para as pessoas e populações, assegurando que os serviços são coordenados em torno das suas necessidades.

Estivemos próximos de ter uma estratégia nacional para a integração de cuidados com o projeto «SNS + Proximidade».

É urgente que a tutela volte a dar sinais de que a Integração de Cuidados Centrados nas Pessoas é o caminho, com uma postura estratégica enquadradora (não castradora), deixando espaço às iniciativas locais de proximidade e não desperdiçando as que já existem no terreno.

Com este livro, os autores pretendem voltar a colocar na agenda o tema da integração de cuidados, começando pelo princípio: arrumar ideias relativamente a definições, conceitos e domínios da integração de cuidados; e rever os modelos existentes e a metodologia para a sua implementação. Por fim, fazem uma pequena resenha sobre a evolução da integração de cuidados em Portugal.

Fica assim aberto o caminho para que outros se sigam, a fim de desenvolver aspectos mais específicos, de forma a promover a capacitação dos profissionais na implementação e gestão de Programas de Integração de Cuidados.

ADELAIDE BELO
Assistente Graduada Sénior de Medicina Interna
Coordenadora do Programa de Gestão de Caso da ULSLA
Presidente da PAFIC – Portuguese Association for Integrated Care

AGRADECIMENTOS

Aos parceiros que contribuíram para a concretização do livro, nomeadamente: a Escola Nacional de Saúde Pública – Universidade Nova de Lisboa (ENSP-UNL), a Associação Portuguesa de Administradores Hospitalares (APAH) e a Portuguese Association for Integrated Care (PAFIC).

Agradecemos também de forma especial ao Dr. Cristiano Figueiredo pelo seu contributo enquanto Coordenador do Projeto Piloto de Prescrição Social de Lisboa.

Aos revisores que compartilharam a sua disponibilidade e conhecimento científico.

1. DEFINIÇÃO DE INTEGRAÇÃO DE CUIDADOS

A integração de cuidados é frequentemente apresentada como uma tendência futura dos cuidados de saúde[1]. O número crescente de pessoas que vivem com doenças crónicas, associado a uma necessidade também crescente de múltiplas respostas ao nível dos cuidados de saúde e sociais, exige a coordenação multidisciplinar de diferentes níveis e sectores, tais como os cuidados de saúde primários, hospitalares e continuados e os cuidados sociais[1].

O termo integração de cuidados, amplamente utilizado no contexto dos cuidados de saúde, não encontra na literatura consenso quanto à sua definição. No trabalho desenvolvido por Armitage *et al.*[2], foram identificadas 175 definiçoes para integração de cuidados. Esta diversidade de definições tem sido promovida pelas diferentes perspetivas e expectativas dos diversos *stakeholders* do Sistema de Saúde (doentes, profissionais de saúde, gestores, decisores, entre outros)[3].

Tendo por base a variabilidade de conceitos existentes, a Organização Mundial de Saúde (OMS) distingue três definições principais para a integração de cuidados, que podem ser consultadas na Tabela n.º 1[3].

Tabela n.º 1: Definições de Integração de Cuidados distinguidas pela OMS

Definição baseada em processos «Um conjunto coerente de métodos e modelos nos níveis de financiamento, administrativo, organizacional, prestação de serviços e clínico, projetados para criar ligação, alinhamento e colaboração dentro e entre os diversos setores assistenciais. Estes têm como objetivo melhorar a qualidade dos cuidados e a qualidade de vida, a satisfação do doente e a eficiência do sistema, abrangendo vários serviços, prestadores e contextos.»
Definição baseada na perspetiva do doente «O atendimento é planeado com profissionais que trabalham juntos para entender o doente e os seus cuidadores, colocando o doente no centro e coordenando e prestando serviços para alcançar os melhores resultados.»
Definição baseada na perspetiva do sistema de saúde «A prestação integrada de cuidados de saúde é uma forma de fortalecer os sistemas de saúde centrados no doente, através da promoção de serviços compreensivos, de qualidade, e ao longo do ciclo de vida, coordenados entre si. Devendo este ser gerido de acordo com as melhores evidências disponíveis e tendo sempre presente a melhoria continua.»

Todas estas definições têm, implicitamente, em comum o facto de realçarem a coordenação entre os diferentes elementos da equipa multidisciplinar e de considerarem as necessidades, não só, do doente, mas também das famílias e dos cuidadores que o acompanham. Além destes aspectos, a integração de cuidados tem como objetivos contribuir para a melhoria da saúde da população, melhorar a experiência de cuidado e reduzir os custos associados à prestação de cuidados[1][4].

Frequentemente, o conceito de integração de cuidados é abordado com especial enfoque nos cuidados de saúde, ficando o conceito restringido a esta vertente[5]. Contudo, atualmente ao abordar este tema devemos fazê-lo numa perspetiva mais ampla, conceptualizando a integração dos cuidados, não apenas com foco na doença e nos cuidados de saúde que esta requer, mas sim no doente, considerando todas as suas dimensões[6].

Não é possível dissociar o doente do contexto em que este se encontra inserido, das suas crenças, dos seus valores, da forma como perceciona a sua vida e a sua saúde. Neste sentido, a integração de cuidados deverá incluir, não só, os cuidados de saúde, mas também os cuidados sociais[6], outros parceiros como os cuidadores informais e mesmo toda a sociedade[7]. Assim, também as instituições e serviços sociais devem estar alinhados na criação de respostas e soluções para melhorar a qualidade de vida dos doentes.

A não concertação de esforços pelos diferentes atores poderá, inclusive, criar um desajustamento de respostas e uma duplicação das mesmas, levando à sobrecarga financeira do sistema[8]. É, por isso, crucial um forte alinhamento de estratégias por parte dos diferentes *stakeholders*, ao longo de todo o processo de cuidados[9].

De seguida, encontra-se ilustrado um exemplo típico que revela a necessidade de coordenação entre instituições de saúde e instituições sociais.

O Sr. Manuel, 82 anos, viúvo, fraturou o colo do fémur em casa, onde mora sozinho. Foi intervencionado no hospital da sua área de residência, tendo tido alta hospitalar três semanas após a intervenção cirúrgica. Após alta hospitalar, necessita de apoio num conjunto de atividades de vida diária, tais como alimentação, higiene, compras e deslocações (por exemplo, para continuidade das sessões de fisioterapia que fará nos cuidados de saúde primários). Para tal, a junta de freguesia onde reside dispõe de uma estrutura de apoio social que o auxiliará nessas atividades.

O Sr. Manuel é um doente que, como tantos outros, necessita de acompanhamento pós-alta hospitalar. Para o sucesso da sua recuperação e melhoria da qualidade de vida, mostra-se fundamental a articulação entre a instituição hospitalar onde foi intervencionado e os cuidados de saúde primários que darão continuidade aos cuidados de saúde ainda necessários (como fisioterapia e ajustamento de terapêutica medicamentosa), através do trabalho conjunto entre as diferentes instituições de saúde e entre estas e a instituição que oferece cuidados sociais. Este exemplo revela a imprescindibilidade da integração entre os diferentes níveis dos cuidados de saúde, mas também destes com os cuidados sociais que, ao contribuírem para a qualidade de vida do doente, devem fazer parte do processo de integração[10][11].

Desta forma, é necessário dissociar o termo integração de cuidados de saúde do termo integração de cuidados: enquanto o primeiro é definido pelos processos e ferramentas que levam a um atendimento integrado, pela ligação entre os diferentes níveis de prestadores do sistema de saúde[11]; a integração de cuidados inclui a integração de cuidados de saúde, mas abrange também outras respostas que, não pertencendo ao domínio do sistema de saúde, são fundamentais para o doente, garantindo a satisfação das suas necessidades de forma holística, o objetivo primordial[8].

Na Figura n.º 1 são apresentados os principais elementos constituintes da integração de cuidados.

Figura n.º 1: Elementos da Integração de Cuidados

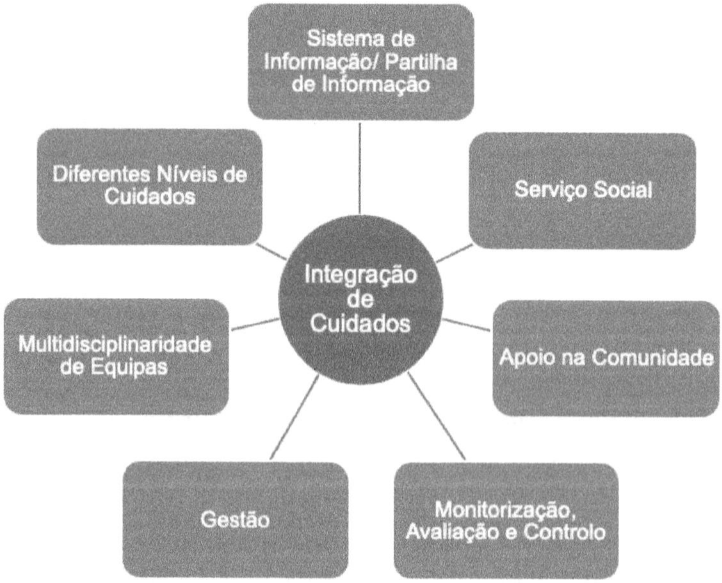
Sistema de Informação/ Partilha de Informação
Diferentes Níveis de Cuidados
Serviço Social
Integração de Cuidados
Multidisciplinaridade de Equipas
Apoio na Comunidade
Gestão
Monitorização, Avaliação e Controlo

Adaptado de [3] e [8].

2. DIMENSÕES DA INTEGRAÇÃO DE CUIDADOS

A integração de cuidados é comummente categorizada em diferentes dimensões, que poderão ser distintas dependendo dos autores[7]. Contandriopoulos *et al.*[10] consideram que a integração de cuidados resulta da implementação contínua de cinco dimensões de integração, sendo elas, integração: de cuidados, de equipa clínica, funcional, normativa e sistémica. A integração poderá ser ainda categorizada em funcional, organizacional, profissional, clínica, normativa e sistémica (Figura n.º 2)[12]; ou também em integração estrutural (horizontal ou vertical), funcional (clínica, informação, financeira, administrativa), normativa e sistémica[9].

Figura n.º 2: Dimensões da Integração

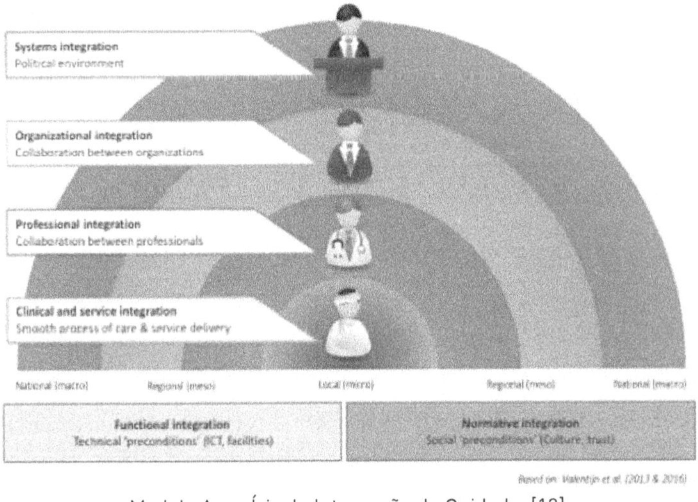

Modelo Arco-Íris da Integração de Cuidados[13].

Para clarificação de conceitos, daremos enfoque à última tipologia de categorização apresentada, que considera a existência de quatro dimensões: estrutural, funcional, normativa e sistémica.

A **dimensão estrutural** relaciona-se com a estrutura organizacional do sistema, nomeadamente, com as alterações provocadas nos organigramas das organizações, com reflexo nas responsabilidades, relações e poder hierárquico, aquando de um processo de integração[9]. No âmbito desta dimensão, as organizações juntam-se para fornecer um leque de serviços clínicos (funcionais) que podem ocorrer por um processo de integração vertical ou horizontal[12].

O processo de integração horizontal ocorre quando duas organizações/unidades que prestam o mesmo nível de cuidados de saúde se juntam numa única entidade que é responsável pela sua gestão[9][12]. É exemplo da integração horizontal a fusão de dois ou mais hospitais (Figura n.º 3). Este processo tem como principais objetivos a geração de economias de escala (melhores condições de abastecimento) e de poder de mercado (melhor serviço), no intuito de obter ganhos de eficiência[9].

Figura n.º 3: Exemplo de Integração Horizontal

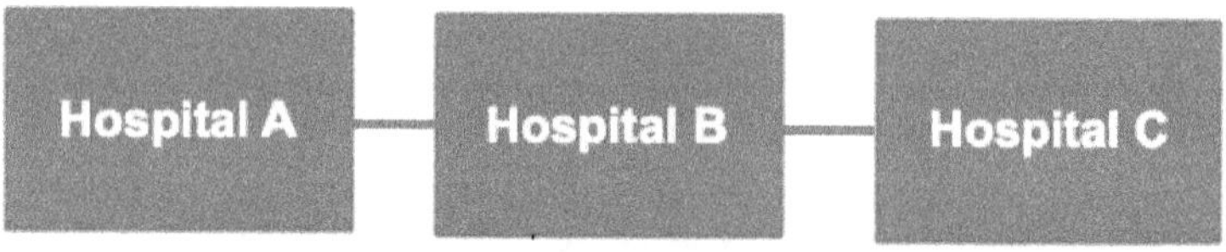

Citado em [9] e adaptado de Conrad e Shortell (1996a).

Em Portugal, são exemplos de integração horizontal a criação de centros hospitalares e de agrupamentos de centros de saúde[9].

Por sua vez, a integração vertical envolve a combinação de organizações/unidades que prestam diferentes níveis de cuidados[12]. Neste processo de integração existe a criação de uma entidade única que gere estas organizações/unidades e que é responsável por todos os elementos do *continuum* de cuidados, com o intuito de melhorar o acesso, a qualidade e a satisfação do utente, melhorando assim o estado de saúde de uma população num determinado contexto geodemográfico[9]. É exemplo de integração vertical a junção de um centro de saúde com um hospital e uma unidade de cuidados continuados (Figura n.º 4)[9].

Figura n.º 4: Exemplo de Integração Vertical

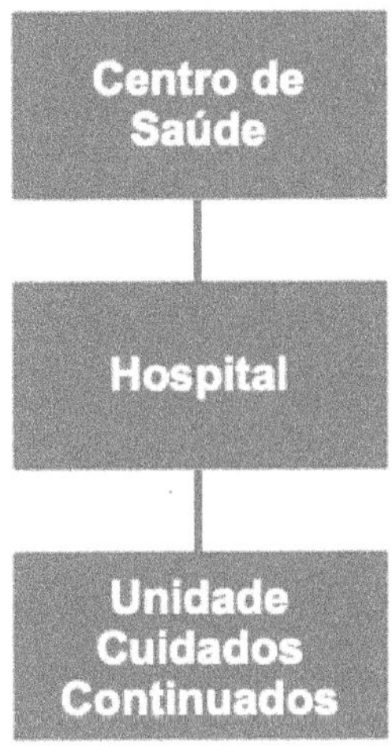

Citado em [9] e adaptado de Conrad e Shortell (1996a).

Em Portugal, como exemplo deste movimento de integração, existem as Unidades Locais de Saúde (ULS), que se caracterizam por entidades únicas que têm como objetivo melhorar a interligação dos cuidados de saúde primários, hospitalares e outros, designadamente os cuidados continuados, através da prestação e gestão integrada de todos os serviços e níveis de cuidados[14].

A **integração funcional** ocorre ao nível da coordenação das funções e atividades básicas das diferentes unidades operacionais[12]. Este tipo de integração é uma componente essencial da integração vertical, pois a concretização dos objetivos da integração vertical ao nível da melhoria da eficiência exige a coordenação entre as diferentes organizações e unidades[9]. Contudo, na perspetiva inversa, a integração funcional não exige a integração estrutural, porque, mesmo mantendo a autonomia das organizações, é possível que estas criem ligações entre si, partilhando responsabilidades e tendendo a melhorar o funcionamento conjunto[9][10].

A relação entre integração estrutural e integração funcional encontra-se ilustrada pela Figura n.º 5, que realça a perspetiva de que a integração estrutural, por si só, pode não ser suficiente para superar a fragmentação dos cuidados. Esta figura sugere ainda que elevados níveis de coordenação de cuidados podem ser atingidos tanto dentro de organizações integradas, como entre diferentes organizações que trabalhem em rede.

Figura n.º 5: Relação entre integração estrutural e integração funcional[15]

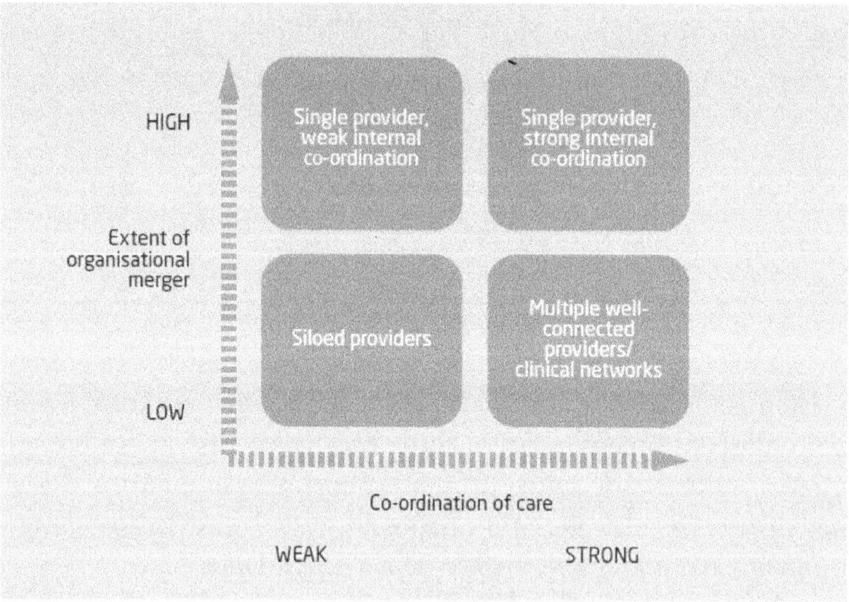

A integração funcional pode ocorrer, por exemplo, através da criação de programas de gestão da doença, da partilha de procedimentos administrativos e da formação de equipas interdisciplinares e de gestão de casos[9]. Esta forma de integração pode ainda processar-se a nível clínico, de informação, financeiro e administrativo, assumindo-se as três primeiras dimensões (clínica, da informação e financeira) como fundamentais para o seu sucesso[9]. No que respeita à integração clínica, esta consiste na coordenação de práticas clínicas em torno de problemas específicos de saúde de cada doente, isto é, a coordenação dos serviços prestados pelos diferentes profissionais, nas várias organizações/unidades, ao longo do tempo[9]. Esta dimensão é constituída por seis componentes base: 1) desenvolvimento de protocolos clínicos; 2) uniformização e acesso a registos clínicos; 3) recolha e utilização de resultados clínicos; 4) planificação clínica; 5) partilha de serviços clínicos de suporte; e 6) partilha das linhas de produção clínicas, que contribuem para a efetividade da prestação de cuidados de saúde[9].

A integração da informação consiste na interligação automatizada da atividade desenvolvida, com recurso a tecnologias que permitem agregar e tratar a informação (clínica, financeira ou administrativa) com o intuito de auxiliar a tomada de decisões informadas[9].

A integração financeira, por sua vez, diz respeito à coordenação de atividades desenvolvidas na obtenção dos recursos financeiros necessários ao funcionamento da organização e à maximização da sua rendibilidade, ao longo do *continuum* de cuidados[9].

Por fim, dentro da dimensão funcional, existe a integração administrativa que inclui a uniformização de procedimentos administrativos entre as diferentes unidades funcionais e a centralização dos procedimentos logísticos, tais como, compras, aprovisionamento e transportes, que poderão gerar ganhos de eficiência[9].

Todas estas componentes são fundamentais para o sucesso da integração de cuidados, pois, através da coordenação entre organizações/unidades, em cada uma destas dimensões, será possível criar mecanismos de integração funcional conducentes a uma maior eficácia e eficiência do sistema, oferecendo, desta forma, melhores cuidados, de maior qualidade, e contribuindo para a melhoria dos resultados em saúde e para uma maior satisfação dos utentes.

A **integração normativa** visa garantir a uniformidade de procedimentos internos e o estabelecimento de um sistema de referência de valores comuns[9][10]. Esta ocorre quando é estabelecido um conjunto de procedimentos e de normas escritas conhecidos pelos elementos que a constituem, permitindo que todos os envolvidos cooperem para concluir com sucesso o projeto coletivo[9][10].

A **integração sistémica** refere-se à integração da organização como um todo, à partilha e interligação de todas as unidades e serviços das diferentes entidades envolvidas[10]. Este nível de integração inclui o alinhamento de políticas e incentivos ao nível organizacional[12].

Os diferentes tipos de integração podem ocorrer de forma física ou virtual. A primeira é caracterizada por fusões entre organizações com partilha de ativos físicos e de infraestruturas, ao passo que a segunda está relacionada com a formação de alianças, acordos contratuais e partilha de redes de informação[15].

Na Figura n.º 6, encontra-se uma síntese das principais dimensões da integração de cuidados.

Figura n.º 6: Síntese — Dimensões da Integração de Cuidados

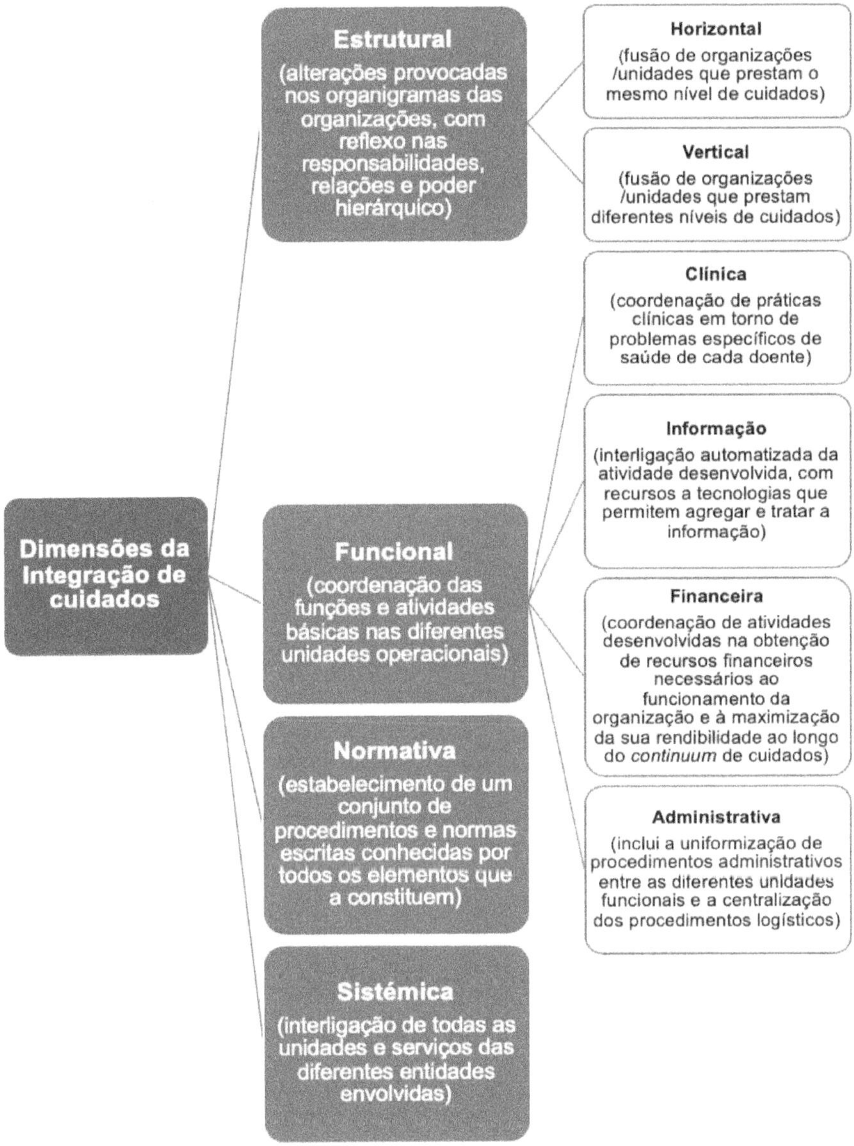

Adaptado de [9].

3. MODELOS DE INTEGRAÇÃO DE CUIDADOS

A implementação de modelos de integração de cuidados está associada a mudanças positivas no processo de prestação de cuidados, tais como, a melhoria do planeamento da alta, bem como do fluxo de cuidados, a redução da variabilidade da prática clínica e a melhoria na partilha de conhecimentos entre profissionais, com um consequente aumento da satisfação dos utentes e da perceção da qualidade dos cuidados e melhoramento no acesso aos cuidados[16].

A integração de cuidados pode tomar formas muito distintas, a nível macro, meso e micro, dependendo do sistema e cultura em que se insere. A nível macro, os sistemas pretendem fornecer cuidados integrados com elevado nível de desempenho para a população que servem; ao passo que, a nível meso, os sistemas focam-se nas necessidades de cuidados integrados de um determinado grupo ou população que apresenta as mesmas patologias ou condições; já a nível micro os sistemas procuram melhorar a cocoordenação para doentes e cuidadores[17].

Nos diferentes sistemas de saúde, a nível mundial, é possível encontrar uma grande panóplia de projetos de integração de cuidados com características muito variadas. Perante esta diversidade, torna-se difícil encontrar evidência científica que demonstre qual o modelo específico a seguir, isto é, qual o mais eficaz ou o mais eficiente, pelo que, frequentemente, a solução passa pela conjugação de diversos modelos, dependendo do contexto e das necessidades específicas da população[2].

Embora exista uma multiplicidade de modelos, estes são normalmente apresentados em grandes grupos, de acordo com a sua abrangência e foco, pelo que os podemos classificar em:

- Modelos individuais;
- Modelos direcionados para grupos e patologias específicas;
- Modelos de base populacional.

Figura n.º 7: Exemplos de modelos de integração de cuidados

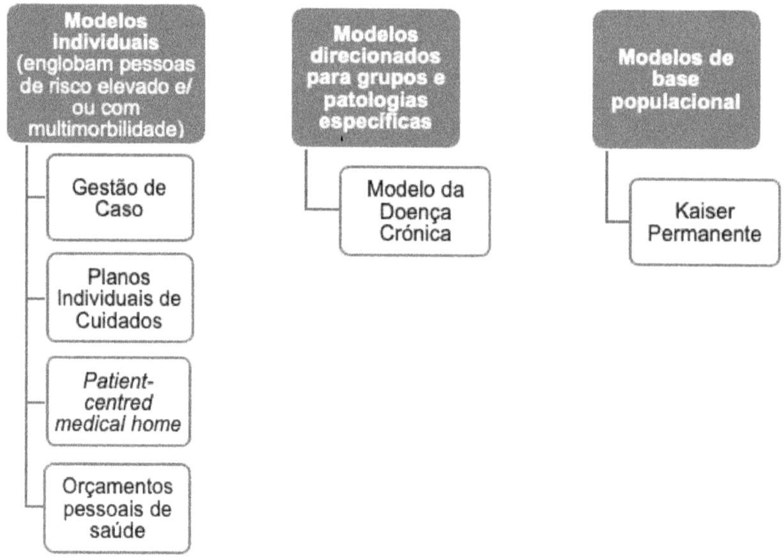

Adaptado de [3].

3.1. MODELOS INDIVIDUAIS

Os modelos individuais inserem-se no nível micro[17] e assumem como principais objetivos: facilitar a prestação de cuidados de saúde de forma adequada e ultrapassar a fragmentação entre prestadores (Bodenheimer, 2008, citado por WHO, 2016[3]). Estes modelos de integração incluem a coordenação entre diferentes prestadores no âmbito do episódio de cuidados, mas também a sua integração ao longo do ciclo de vida[3].

Constata-se uma grande variabilidade no desenho e processo de implementação de modelos individuais[3], sendo que destes se destacam os seguintes modelos: i) gestão de caso, ii) planos individuais de cuidados, iii) *patient-centred medical home* e iv) orçamentos pessoais de saúde.

GESTÃO DE CASO

O princípio do modelo de gestão de caso é garantir a coordenação dos cuidados, através da atribuição de um gestor de caso (que poderá ter ou não experiência clínica)[3] ou de uma pequena equipa que avalia as necessidades, desenvolve planos individuais de cuidados, organiza os cuidados necessários, monitoriza a qualidade dos cuidados e mantém o contacto de proximidade com o doente e a sua família[15]. Os principais elementos deste modelo incluem[3]:

- Definição e seleção de doentes para os quais este modelo possa ser o mais apropriado (por exemplo, doentes com multimorbilidades ou doentes com elevado número de readmissões);
- Avaliação e definição de planos individuais de cuidados;
- Monitorização regular dos doentes;
- Ajuste dos planos de cuidados, se necessário.

No Reino Unido, encontram-se implementados diversos modelos de gestão de caso, existindo diferentes conclusões no que respeita à avaliação da sua eficácia, em particular, no que concerne às taxas de readmissão[15].

Em Portugal, um exemplo da aplicação deste modelo encontra-se na Unidade Local de Saúde do Litoral Alentejano. Nesta unidade foi criado um modelo de gestão de caso, já distinguido pelos seus bons resultados, no qual é atribuído, a cada doente, um gestor de caso (um enfermeiro) e desenvolvido um plano individual de cuidados, em função das suas necessidades específicas. Este modelo inclui, ainda, um acompanhamento regular e de proximidade do doente e da sua família[18].

Better Together in Amsterdam North

Programa de Integração de Cuidados (de saúde e sociais) – Modelo de Gestão de Caso
Nos primeiros seis meses de implementação do projeto, já se verificava um aumento da independência dos indivíduos abrangidos, com resultados positivos ao nível da sua saúde mental[62].

A Figura n.º 8 ilustra a metodologia aplicada num modelo português de gestão de caso.

Figura n.º 8: Metodologia de um modelo português de gestão de caso

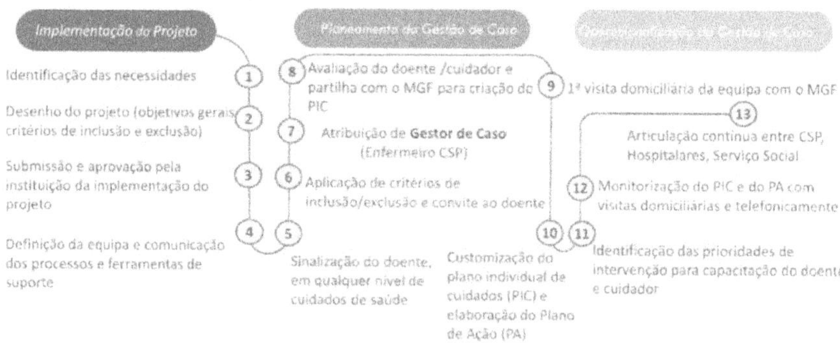
Implementação do Projeto
1 Identificação das necessidades
2 Desenho do projeto (objetivos gerais, critérios de inclusão e exclusão)
3 Submissão e aprovação pela instituição da implementação do projeto
4 Definição da equipa e comunicação dos processos e ferramentas de suporte
5 Sinalização do doente, em qualquer nível de cuidados de saúde
6 Aplicação de critérios de inclusão/exclusão e convite ao doente
7 Atribuição de Gestor de Caso (Enfermeiro CSP)
8 Avaliação do doente /cuidador e partilha com o MGF para criação do PIC
9 1ª visita domiciliária da equipa com o MGF
10 Customização do plano individual de cuidados (PIC) e elaboração do Plano de Ação (PA)
11 Identificação das prioridades de intervenção para capacitação do doente e cuidador
12 Monitorização do PIC e do PA com visitas domiciliárias e telefonicamente
13 Articulação continua entre CSP, Hospitalares, Serviço Social

Adaptado de [19].

PLANOS INDIVIDUAIS DE CUIDADOS

O modelo de planos individuais de cuidados, à semelhança do modelo de gestão de caso, também é especialmente desenvolvido para dar resposta a doentes com multimorbilidades e doenças crónicas[3]. O objetivo deste modelo é fornecer cuidados mais personalizados e direcionados às necessidades específicas de cada doente, através da criação de um plano de cuidados partilhado que articula o papel de cada prestador e do próprio doente, no contexto da prestação de cuidados[3]. À semelhança do modelo de gestão de caso, este modelo exige uma significativa alocação de recursos e o envolvimento de profissionais e doentes, pelo que a seleção de doentes a integrá-lo deve ser criteriosa, sendo fundamental a compreensão e aceitação do plano de cuidados por parte do doente e/ou do cuidador[3].

Figura n.º 9: Plano Individual de Cuidados

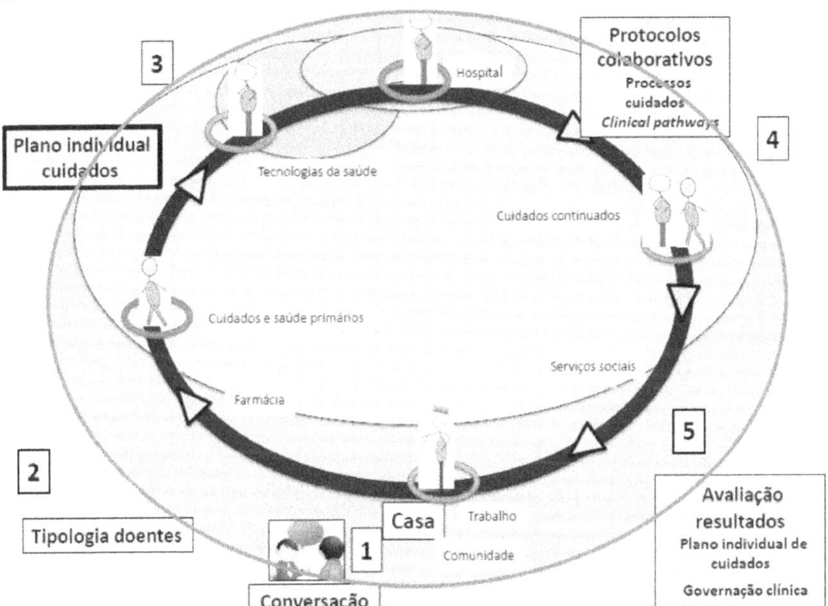

Adaptado de [20].

PATIENT-CENTRED MEDICAL HOME

O modelo de *patient-centred medical home* (PCMH) foi desenvolvido nos EUA, com o objetivo de transformar e organizar a prestação de cuidados de saúde primários[3]. Consiste num modelo compreensivo de organização de cuidados que são fornecidos de forma acessível, contínua, coordenada e no contexto familiar e da comunidade[3]. Uma característica deste modelo é o facto de existir a atribuição ao doente de um médico dos cuidados de saúde primários, garantindo, desta forma, uma proximidade dos doentes e das suas famílias com o prestador de cuidados[3]. Este modelo preconiza que a maior parte dos cuidados seja prestada por equipas multidisciplinares no âmbito dos cuidados de saúde primários, sendo que, na eventualidade de ser necessária a colaboração de um especialista, é a equipa dos cuidados de saúde primários quem compra esse serviço especializado[3]. Os mecanismos subjacentes a este modelo incluem um regime de pagamento que reembolsa atividades de coordenação[15].

A *Agency for Healthcare Research and Quality*[21] identifica cinco funções e atributos principais deste modelo: i) compreensibilidade dos cuidados; ii) centralidade no doente; iii) coordenação de cuidados; iv) acessibilidade dos serviços; e v) qualidade e segurança.

A avaliação deste modelo mostra o seu impacto positivo na redução, em cerca de 20%, dos internamentos hospitalares e em 12% das taxas de readmissão (Schram, 2010, citado por WHO, 2016[3]). Apesar desta avaliação positiva, é apontada uma limitação ao modelo, que se prende com a falta de incentivo para que outros prestadores trabalhem de forma colaborativa, podendo, por isso, ser um modelo menos eficaz em sistemas muito fragmentados, a menos que existam mecanismos financeiros que incentivem essa integração[15].

Figura n.º 10: *Patient-centred medical home model*

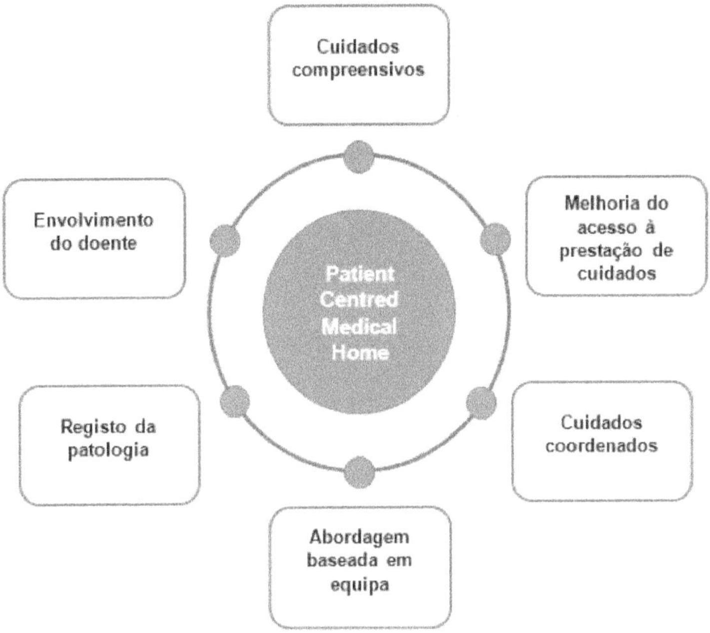

Adaptado de [22].

MECANISMOS FINANCEIROS: ORÇAMENTOS PESSOAIS DE SAÚDE

Baseado no pressuposto de que a coordenação de cuidados pode ser melhor gerida pelos próprios doentes, o modelo dos orçamentos pessoais de saúde oferece aos utentes maior autonomia para a gestão dos cuidados, em função das suas necessidades[3].

Pagamentos ou orçamentos virtuais podem ser utilizados, não apenas, para comprar serviços de saúde, mas também para suporte financeiro a cuidadores informais (Curry & Ham, 2010, citado por WHO, 2016[3]).

Avaliações a este modelo demonstram níveis mais elevados de satisfação dos pacientes e redução das taxas de necessidades não satisfeitas, a par de maiores níveis de eficiência do sistema, devido à melhor continuidade e prevenção de duplicações[3]. Porém, pela autonomia que este modelo oferece, grande parte do risco (incluindo qualidade e volume de serviços adquiridos) e carga administrativa recai sobre os doentes e a sua família, exigindo ao utente capacidades para a gerir, o que nem sempre é viável devido à assimetria de informação em saúde (Jones *et al.*, 2010, citado por WHO, 2016[3]).

Este tipo de modelo, que nunca foi aplicado em Portugal, iniciou-se no Reino Unido e nos Estados Unidos da América (EUA), tendo, mais recentemente, sido implementado em países como a Alemanha, a Áustria, a Noruega e os Países Baixos[3].

3.2. MODELOS DIRECIONADOS PARA GRUPOS E PATOLOGIAS ESPECÍFICAS

MODELO DA DOENÇA CRÓNICA

O modelo da doença crónica é um dos modelos de integração de cuidados mais conhecidos e implementados[3]. Este modelo, sustentado em fatores e componentes com reconhecido impacto positivo nos resultados em saúde, qualidade dos cuidados e redução de custos, sugere uma mudança da prestação de cuidados de saúde episódicos e reativos para cuidados prestados numa perspetiva longitudinal, preventivos, integrados e baseados na comunidade[3].

O modelo da doença crónica pode ser aplicado a uma variedade de doenças crónicas e populações-alvo, tendo surgido nos EUA pelas necessidades de melhorar a resposta dos sistemas de saúde no cuidado prestado a pessoas com doenças crónicas e de fornecer uma estrutura abrangente para a organização dos cuidados de saúde[3].

Avaliações a este modelo demonstram que a sua aplicação permite reduzir a frequência com que os doentes recorrem a cuidados hospitalares, bem como a redução do tempo de internamento[23], evidenciando, assim, as suas vantagens para a eficiência dos sistemas de saúde.

Em Portugal, este modelo já se encontra em prática, sendo que a primeira experiência de implementação ocorreu para a insuficiência renal crónica. Adicionalmente, surgiram projetos relacionados com a diabetes (incluindo retinopatia diabética), a doença pulmonar obstrutiva crónica, os cuidados de saúde respiratórios domiciliários, o tratamento cirúrgico da obesidade, entre outros[24].

Este modelo reconhece um conjunto de elementos essenciais para a melhoria do processo de prestação de cuidados e dos resultados em saúde dos doentes[3], sendo eles:

- Comunidade;
- Organização do Sistema de Saúde;
- Suporte à autogestão;
- Desenho do sistema de prestação de cuidados;
- Mecanismos de suporte à decisão;
- Sistema de informação clínica.

Figura n.º 11: Modelo de Integração de Cuidados

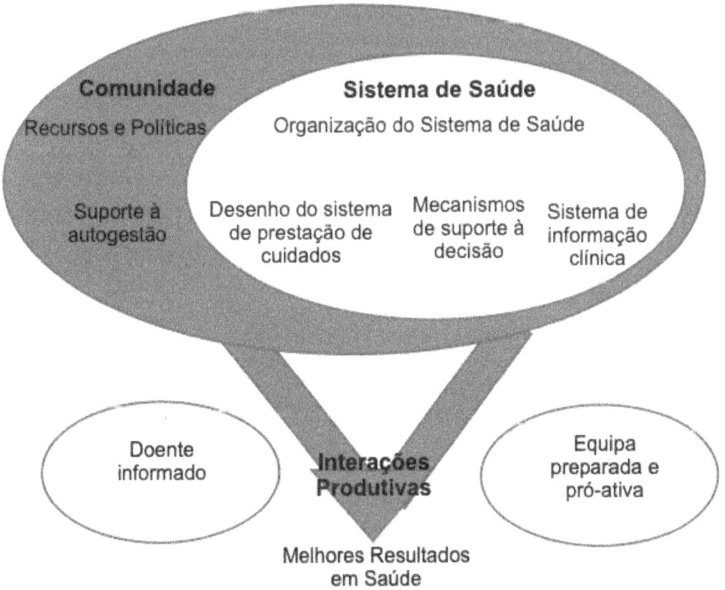

Adaptado de [3].

Cada um dos seis domínios pode ser desdobrado em estratégias essenciais para a integração de cuidados crónicos. Por exemplo, no domínio da organização do Sistema de Saúde, uma estratégia-chave consiste na atribuição de incentivos com base na qualidade dos cuidados prestados[3].

A chave para o sucesso deste modelo tem sido a comunicação produtiva e bidirecional dentro da equipa multidisciplinar, bem como a prestação de suporte contínuo aos doentes para o seu autocuidado[3].

The Chronicity Prevention and Care Programme

Programa de Integração de Cuidados (de saúde e sociais) centrado na Doença Crónica
Foi observado um impacto na redução da taxa de admissões de urgência e readmissões relacionadas com doenças crónicas, bem como melhores resultados em saúde relacionados com melhor controlo das doenças crónicas[63].

3.3. MODELOS DE BASE POPULACIONAL

Contrariamente aos modelos anteriormente apresentados, que são focados em grupos de doentes ou em patologias específicas, os modelos de base populacional são implementados tendo uma perspetiva de atuação mais ampla.

KAISER PERMANENTE

O Kaiser Permanente é uma das maiores organizações de saúde dos EUA, consistindo num consórcio de gestão integrada de cuidados composto por três entidades interligadas: um sistema hospitalar, um sistema de seguros sem fins lucrativos e uma rede de médicos contratados de forma permanente[3]. Os três componentes deste sistema têm exclusividade mútua para a aquisição e prestação de serviços e são unificados por uma missão comum, representando uma mistura de integração sistémica e normativa[3].

Este modelo é baseado na estratificação da população e na prestação de diferentes tipos de serviços em função das suas necessidades, existindo uma oferta diferenciada com base nas carências específicas de cada estrato populacional[3]. Assim, a maioria da população estará envolvida em projetos de promoção da saúde e prevenção da doença, uma proporção significativa dos doentes crónicos receberá apoio no sentido de autogerir a sua condição clínica e os doentes de elevado risco estarão incluídos em programas de gestão de doença e de gestão de caso que combinam a autogestão com um atendimento profissional especializado e de proximidade (Figura n.º 12)[3].

Figura n.º 12: Pirâmide Kaiser Permanente

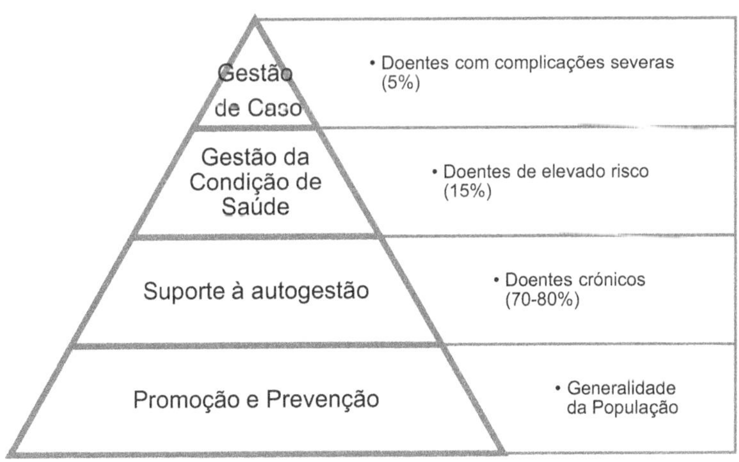

Adaptado de [3].

Este modelo é direcionado para os doentes crónicos e para cuidados multidisciplinares, sendo que é apontado como fator de sucesso a corresponsabilização de todas as entidades intervenientes pelos resultados obtidos[3]. Neste modelo, os incentivos estão ligados à qualidade dos cuidados e à satisfação do doente, pelo que um episódio de admissão hospitalar ou uma readmissão são percebidos como falhas de todo o sistema e não apenas de um profissional ou de uma equipa[3].

Outro aspecto relevante deste modelo prende-se com o desenvolvimento de um sistema de informação próprio que, ao permitir que todos os prestadores e o doente tenham acesso à informação clínica, reduz a assimetria de informação e a fragmentação entre prestadores e ainda facilita a autogestão da doença[3], contribuindo para uma prestação de cuidados mais eficiente, sem duplicações e com um acompanhamento consistente e de proximidade[15].

Como referido no início deste capítulo e demonstrado ao longo do mesmo pelos exemplos apresentados, a variabilidade de modelos de integração de cuidados é significativa, o que dificulta a sua comparação, no sentido de identificar os mais eficazes ou eficientes, e, portanto, a decisão de qual o modelo a adotar.

Neste âmbito, as conclusões do estudo de Armitage *et al.*[2] vão no sentido de que, perante a diversidade existente nos sistemas e pelos próprios modelos de integração, é pertinente que os decisores incluam mecanismos de avaliação, ao implementar um modelo integrado de cuidados, para que possam melhor compreender a eficácia deste e o desempenho do sistema.

4. IMPLEMENTAÇÃO DE UM PROJETO DE INTEGRAÇÃO DE CUIDADOS

Tendo em consideração as oportunidades criadas através da integração de cuidados, quer ao nível dos resultados obtidos para o doente, quer em termos de eficiência, é fundamental que a sua implementação seja planeada de forma rigorosa, com a definição clara dos objetivos do projeto, recursos disponíveis e entidades envolvidas, etapas do processo de implementação, instrumentos de monitorização e avaliação de resultados.

A implementação de um projeto de integração de cuidados, ao preconizar a estreita colaboração entre diferentes profissionais, organizações e recursos, para definição e concretização de objetivos comuns, poder-se-á tornar complexa[25]. Neste sentido, importa abordar, de forma detalhada, os principais aspectos relacionados com a mesma, assim como os fatores que poderão influenciar o sucesso do projeto.

4.1. IMPLEMENTAÇÃO DE UM PROJETO DE INTEGRAÇÃO DE CUIDADOS: QUE ETAPAS?

Para que se consiga implementar eficazmente um projeto, devem ser cumpridos alguns princípios fundamentais, dos quais se destacam: a definição clara do âmbito do projeto e a seleção apropriada dos processos necessários para atingir os seus objetivos, a escolha de uma abordagem adequada e adaptada ao contexto, a estimativa do horizonte temporal e do orçamento necessário, a planificação da execução e a sua monitorização[26][27].

À semelhança das etapas necessárias para o desenvolvimento de um projeto numa área distinta, a implementação de um projeto na área de integração de cuidados deverá obedecer a quatro etapas essenciais, mais especificamente:

Figura n.º 13: Etapas de implementação de um projeto

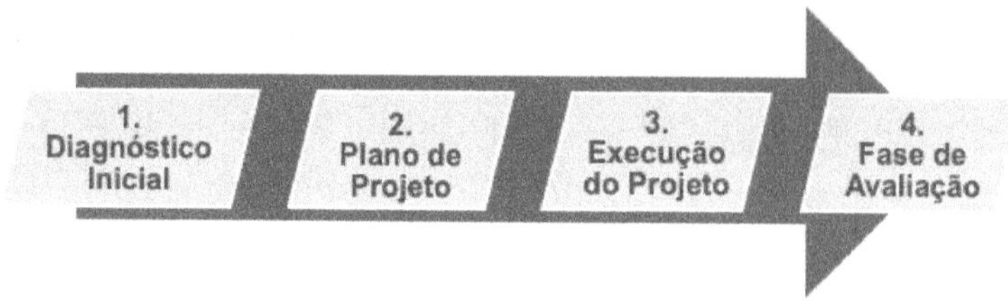

Adaptado de [26].

4.1.1. DIAGNÓSTICO INICIAL

Na primeira fase da implementação de um projeto de integração de cuidados, deve ser realizado o diagnóstico inicial da situação, isto é, a identificação das necessidades que revelam a pertinência da implementação do projeto no contexto pretendido. Estas necessidades poderão ter uma natureza variada (de saúde, económicas, sociais, entre outras) e serão o ponto de partida para a definição das restantes etapas do projeto. De uma forma geral, um projeto de integração de cuidados surge para dar resposta:

- Às consequências da fragmentação da estrutura de oferta dos cuidados (tais como a perda de eficiência organizacional, a falta de acessibilidade do doente aos cuidados de que necessita ou o défice na qualidade assistencial);
- À necessidade de adotar uma gestão eficiente de recursos que se revelam escassos;

- Ao envelhecimento da população e aumento das comorbilidades, exigindo um maior consumo de recursos de diferentes níveis e sectores de intervenção;
- À mudança de paradigma para uma abordagem em que os cuidados são mais centrados no doente e planeados de acordo com as suas necessidades.

Exemplo:
Diagnóstico inicial
Existência de doentes com múltiplos episódios de urgência por agudização de doença crónica, num dado período de tempo.

4.1.2. PLANO DE PROJETO

Após a realização de um detalhado diagnóstico inicial que traduza a necessidade da implementação de um projeto de integração de cuidados, segue-se a fase de elaboração do plano de projeto, em que tem lugar a definição dos objetivos e estratégias de intervenção. Um projeto de integração de cuidados deverá ter como objetivo global reduzir a fragmentação nos serviços prestados ao cidadão, fomentando a coordenação de forma centrada nas suas necessidades[28]. Porém, mais do que este objetivo genérico, é necessário definir objetivos específicos, claros e partilhados entre os diferentes níveis de intervenção abrangidos, evitando a duplicação de cuidados ou a prestação de cuidados desnecessários e promovendo a continuidade e qualidade dos mesmos[26][29][30]. Assim, as organizações envolvidas deverão estar alinhadas estrategicamente e os seus líderes deverão ter um profundo entendimento dos objetivos do projeto e dos recursos necessários para a sua implementação[25]. Importa, igualmente, indicar claramente quais os *stakeholders* envolvidos e os papéis que desempenharão ao longo de todo o processo de implementação do projeto[26]. Além destes aspectos, é necessário determinar com precisão a população a que o projeto se destina, isto é, quais os critérios de inclusão/exclusão para a seleção dos doentes, assim como quais os métodos de referenciação, de comunicação entre equipas e as ferramentas a utilizar para atingir os objetivos.

Exemplo:
Diagnóstico inicial
Reduzir os episódios de agudização da doença crónica, promovendo a capacitação do doente na gestão da sua patologia.
População
Utilizadores frequentes do serviço de urgência com patologia(s) crónica(s), complexas, multimorbilidades e polimedicados.

De acordo com os aspectos previamente expostos, deverão ser definidas as atividades a desenvolver e qual a sua sequência, o horizonte temporal pretendido para completar as atividades, quem ficará encarregue de as realizar e quais os recursos necessários para o efeito, assim como as metas de acompanhamento do projeto. Adicionalmente, poderá ser pertinente incluir informação sobre atividades que, eventualmente, ficarão comprometidas em benefício da implementação do projeto[26].

Exemplo:
Atividades a desenvolver/Horizonte temporal/Recursos
Para a definição das atividades a desenvolver e os aspectos inerentes às mesmas, é útil construir um cronograma que possa ser partilhado com todos os elementos envolvidos, de forma a que a estratégia de intervenção seja também partilhada.

	Atividade 1	Atividade 2
Responsável(eis)		
Recursos Necessários		
Semana 1		
Semana 2		
Semana 3		
Semana 4		

4.1.3. EXECUÇÃO DO PROJETO

A fase de execução do projeto é aquela em que se colocam em prática as atividades planeadas, com vista à prossecução dos objetivos definidos na etapa anterior. É igualmente nesta fase que se deve iniciar a monitorização contínua do projeto, de forma a acompanhar a sua evolução e ajustar possíveis processos passíveis de melhoria.

4.1.4. FASE DE AVALIAÇÃO

A introdução da medição de resultados, com a participação de todos os intervenientes da cadeia de valor das instituições envolvidas, revela-se indispensável para compreender a qualidade e eficiência dos serviços prestados. Assim, a monitorização e avaliação dos projetos desenvolvidos é uma etapa fundamental em todos os processos, pois permite, não só, avaliar os resultados obtidos perante as intervenções desenvolvidas, mas, igualmente, reajustar os processos instituídos de forma a potenciar os ganhos e aumentar a eficiência, permitindo a sua continuidade. O método de avaliação deve ser eleito de acordo com as características do projeto, os seus objetivos e o contexto em que se insere. Para o efeito, deverão ser definidos indicadores claros e mensuráveis que permitam avaliar os resultados obtidos[31] e que forneçam informação de gestão, sendo indispensável que o doente, elemento central em todo o processo, participe ativamente nesta etapa do projeto de integração de cuidados.

Exemplo:

Definição de Indicadores de Acompanhamento e Monitorização

Para a definição dos indicadores de acompanhamento e monitorização, considera-se pertinente a descrição detalhada do indicador e do método de apuramento do mesmo. Para o efeito, é possível elaborar um BI do indicador, conforme o quadro infra:

INDICADOR

Percentagem de utentes com Hipertensão Arterial (HTA) com registo regular dos valores de Pressão Arterial (PA)

Descrição: Avalia a percentagem de utentes com hipertensão arterial com registo dos valores de pressão arterial, de acordo com as indicações clínicas, no total de utentes com hipertensão arterial.

Objetivo: A avaliação regular da pressão arterial nos utentes com hipertensão arterial é um importante método de acompanhamento e prevenção de complicações e agudização de patologias cardiovasculares. O objetivo deste indicador é monitorizar a regularidade com que é avaliada a pressão arterial nos utentes de risco.

Fórmula para Cálculo

$$\frac{\text{Utentes com registo válido dos valores de PA}}{\text{Total de utentes com HTA}} \times 100$$

Unidade de Medida: % (percentagem)

Observações:

- São contabilizados os registos de pressão arterial realizados por um profissional de saúde ou pelo próprio utente.
- São considerados registos válidos aqueles em que constam os valores de pressão arterial sistólica e diastólica e o número de avaliações indicadas pelo clínico, no período em análise.
- A periodicidade de avaliação e registo da pressão arterial para que se considere um registo válido é definida pelo clínico responsável pelo utente, de acordo com a sua situação de saúde. Apenas incluídos para efeitos de cálculo os utentes inscritos na instituição com registo de hipertensão arterial.

Período em Análise: 6 meses

Fonte de Dados: Sistema de informação X.

A metodologia de avaliação do projeto poderá ser encarada de três perspetivas: a nível macro (do ponto de vista do Sistema de Saúde), a nível meso (com enfoque nas organizações prestadoras e nos serviços disponibilizados) e a nível micro (focado na interação entre o utilizador e o prestador de serviços). Na literatura são encontrados alguns exemplos de metodologias de avaliação de projetos de integração em várias fases de implementação[32–34], sendo que há que ter em consideração o contexto em que os projetos são desenvolvidos, fator que condiciona, inevitavelmente, os resultados.

A elaboração de uma ficha de projeto com a identificação explícita do projeto e dos seus objetivos, *stakeholders,* recursos envolvidos e metas definidas é apontada como um método eficaz para o registo dos aspectos essenciais relacionados com o mesmo[26].

Em linha com o acima exposto, Cash-Gibson *et al.*[35] elaboraram um plano estruturado e detalhado com os itens a considerar no design, implementação e avaliação de um plano de integração de cuidados, tendo por base as *guidelines* existentes, que poderá servir de suporte aos decisores e gestores do projeto. Na figura que se segue, estão expostos os principais critérios enunciados pelos autores.

Figura n.º 14: Estrutura de plano para o design, implementação e avaliação de um projeto de integração de cuidados

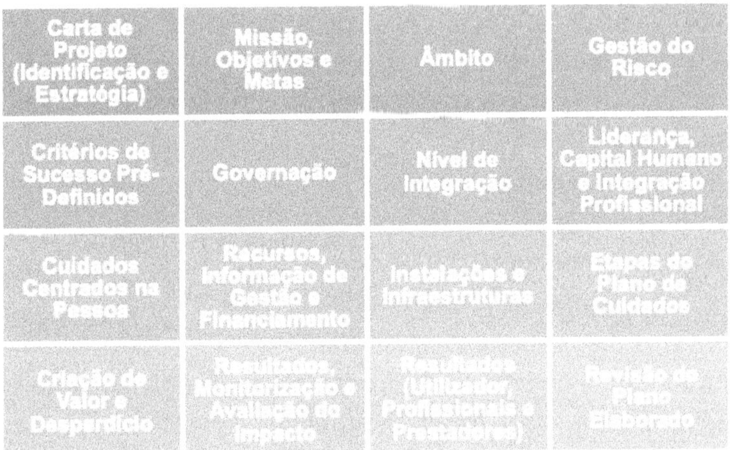

Adaptado de [35].

4.1.4.1. Avaliação de desempenho

Pela sua natureza, a avaliação dos projetos de integração de cuidados requer uma abordagem diferente, comparativamente a outros estudos desenvolvidos na área da saúde, uma vez que se pode tornar relevante avaliar a força das relações multidisciplinares e interinstitucionais no âmbito do projeto, recorrendo-se adicionalmente à avaliação de desempenho, além da monitorização dos resultados.

A avaliação de desempenho é um mecanismo que permite, através da informação disponível, monitorizar e avaliar em que medida se atingiram os objetivos propostos, possibilitando responsabilizar os diferentes agentes envolvidos e ajudá-los na tomada de decisão. Com este instrumento, pretende-se ainda apurar a qualidade dos cuidados prestados pela organização, sendo, desta forma, uma ferramenta crucial para a identificação de estratégias e melhoria da performance do Sistema de Saúde[36].

O desenvolvimento da avaliação de desempenho ocorreu, sobretudo, nos últimos 25 anos. A pressão económica, o maior envolvimento dos doentes e a maior procura por serviços de qualidade favoreceram fortemente esta evolução, acrescendo ao facto de que, com os avanços tecnológicos, é possível o processamento de elevada informação, com maior eficácia e eficiência[37].

No que respeita à avaliação de desempenho de projetos de integração de cuidados, observa-se uma grande variabilidade de formas de medição, estando estas dependentes dos objetivos pretendidos[38], o que dificulta o estabelecimento de comparações entre diferentes projetos[36].

Dos estudos realizados neste âmbito, conclui-se que as medidas utilizadas com maior frequência são as que se centram nos processos e nos resultados (à luz da tríade proposta por Donabedian — componentes de estrutura, processo e resultados). Ainda assim, a componente da estrutura é também considerada, nomeadamente, ao ser capaz de identificar e avaliar os sistemas de informação, o modo de priorização dos casos ou os mecanismos de coordenação e comunicação entre os serviços[39][40].

O foco nos resultados justifica-se pelo facto de ser a componente com maior proximidade dos doentes e familiares e, como tal, a que melhor permite avaliar a integração de cuidados, constituindo também uma prioridade para os profissionais[39].

No Sistema de Saúde Britânico, onde a integração de cuidados se encontra num nível de desenvolvimento significativo, foi desenvolvida uma plataforma — *Integrated Care System Benchmarker* — no sentido de permitir a comparação entre os vários projetos de integração de cuidados já implementados, incluindo aspectos como a saúde da população, os modelos de trabalho, atividades, capacidade e acesso, finanças, qualidade e resultados[41].

Estabelecer mecanismos de avaliação de desempenho constitui um processo complexo, sendo, contudo, fundamental a sua existência[36]. A definição clara de objetivos e do que se pretende medir, com consequente formulação de indicadores simples, de possível replicação noutros projetos, é a chave para a melhoria contínua dos projetos implementados, com possibilidade de comparação entre diferentes instituições.

A tabela seguinte apresenta um conjunto de indicadores macro (domínios) de avaliação de desempenho no âmbito de um programa de integração de cuidados.

Tabela n.º 2: Domínios de Avaliação de Desempenho

Domínios de Avaliação de Desempenho	
• Integração comunitária • Coordenação dos cuidados • Integração de serviços/Transição de cuidados	• Satisfação do doente • Acesso aos cuidados (ex.: localização) • Estabilidade do plano de saúde

Adaptado de [42].

4.2. RECURSOS NECESSÁRIOS

Um projeto de integração de cuidados preconiza a integração de respostas de diferentes sectores, com mobilização dos recursos disponíveis. Constituem-se como recursos essenciais as instituições envolvidas no projeto e os recursos humanos, sendo relevante a forma como estes últimos se organizam no seio das equipas e da própria organização[29][43]. Na literatura, é amplamente referido como vantagem para os projetos de integração de cuidados a existência de um elemento que desempenhe funções de gestor de caso[44]. Este indivíduo desempenha funções na avaliação, planeamento e coordenação dos recursos disponíveis de forma integrada, tendo como objeto de intervenção as necessidades do doente e da respetiva família.

A identificação e definição dos recursos estruturais (instalações e infraestruturas) necessários ao projeto é também relevante. Estas deverão estar providas de todo o equipamento/material necessário, no âmbito do projeto desenvolvido.

Aliado ao desenvolvimento do projeto de integração de cuidados propriamente dito, é fundamental a existência de um sistema de informação clínico e de gestão que garanta a coordenação efetiva do trabalho realizado, podendo a ausência deste constituir-se, inclusive, como uma barreira à integração (Shortell *et al.*, 2000, citado por Lopes *et al.*[44] e Maruthappu *et al.*[43]). Por outro lado, o sistema de informação poderá também contribuir para a eficácia na comunicação entre a equipa multidisciplinar, a gestão da performance, a avaliação dos resultados[44] e a continuidade dos cuidados.

Do ponto de vista dos recursos financeiros para a concretização do projeto, é essencial que estes estejam bem definidos desde a etapa de planeamento, que sejam adequados ao projeto e que garantam a sua sustentabilidade e continuidade.

4.2.1. MODELO DE FINANCIAMENTO

O modelo de financiamento adotado influencia o comportamento do prestador de cuidados de saúde, com impacto ao nível da eficiência[45]. Como tal, o modelo, ou modelos de financiamento, deve ser estabelecido em função das características do sistema e dos objetivos a atingir.

A Figura n.º 15 ilustra os modelos de financiamento mais comuns.

Figura n.º 15: Modelos de Financiamento

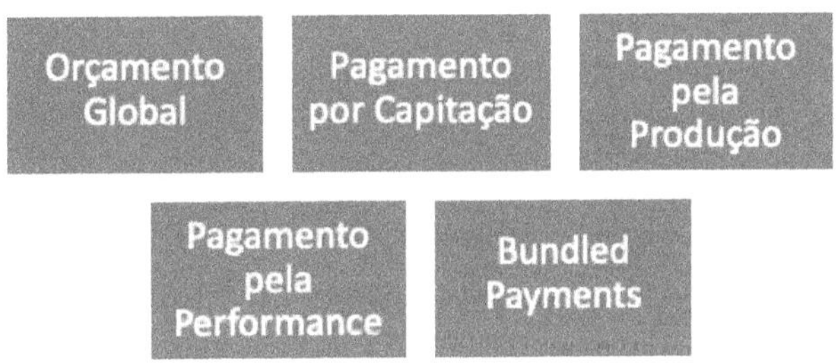

Adaptado de [46-48].

Em particular, o modelo de financiamento por capitação caracteriza-se por ser um sistema centrado na procura, em que o pagamento é realizado em função da dimensão da população abrangida[45], isto é, o pagamento é realizado de acordo com o número de doentes inscritos/residentes numa determinada zona adstrita (e não pelo ato praticado), o que exige um elevado nível de conhecimento das necessidades da população e uma maior racionalização de recursos, com expectável melhoria da coordenação entre equipas, de forma a evitar duplicações e, consequentemente, desperdícios.

O reverso do modelo de financiamento por capitação é o risco de seleção adversa de doentes (escolha dos menos complexos) de forma a economizar custos, com consequente impacto no acesso a cuidados de saúde por doentes que apresentem elevados níveis de complexidade associados à sua saúde. Uma das possibilidades para mitigar este risco é a introdução de uma componente de ajustamento pelo risco[45]. O que se pretende através desta é o pagamento diferenciado e de acordo com as características dos doentes tratados. Este modelo de financiamento por capitação ajustada pelo risco é o utilizado em Portugal nas ULS[45].

A nível sistémico, é defendida a criação de um modelo de financiamento vertical e integrado que tenha a medição dos resultados como prioridade estratégica, promovendo as melhores práticas e a sustentabilidade económico-financeira[49]. O modelo de financiamento para os projetos de integração de cuidados deverá ser considerado a nível das políticas de saúde instituídas, incluindo a performance dos profissionais/instituições como indicador e promovendo a implementação de incentivos à criação de projetos de integração de cuidados[43]. Esses incentivos terão como principal objetivo estimular os profissionais e organizações a envolverem-se na implementação e desenvolvimento dos projetos, empenhando-se na obtenção de melhores resultados[29]. Este tipo de estímulos é já uma realidade no Sistema de Saúde Português de uma forma genérica, sendo que integra os Termos de Referência para a Contratualização para os Cuidados de Saúde no Serviço Nacional de Saúde[50]. No entanto, é importante a definição de incentivos ajustados aos projetos de integração de cuidados, considerando que os mesmos envolvem instituições de saúde, mas poderão incluir também organismos do sector social, da educação, autarquias, etc.

4.3. FATORES DE SUCESSO E INSUCESSO NA IMPLEMENTAÇÃO DO PROJETO

Depois de abordadas as principais etapas na implementação de um projeto de integração de cuidados, as metodologias a considerar para a avaliação e os recursos necessários, importa referir alguns fatores que poderão contribuir de forma positiva para o sucesso do projeto ou que, em oposição, poderão dificultar a sua concretização.

De forma geral, a implementação de um projeto de integração de cuidados carece, obrigatoriamente, de uma minuciosa identificação das necessidades, para que seja possível elaborar um plano de ação adequado, sendo fortalecido se se tratar de uma intervenção sistémica, ao invés de algo pontual e individual. É geralmente um processo complexo, que representa desafios nos planos cultural, financeiro e regulatório[43].

De facto, existem inúmeros fatores que poderão influenciar a implementação efetiva do projeto e os seus resultados, ademais, a sua natureza pode variar: poderão estar relacionados com a organização ou com os *stakeholders* que desenvolvem o projeto, com o contexto onde se pretende implementar o projeto ou, de uma forma mais abrangente, constituírem fatores sistémicos, relacionados com as políticas de saúde vigentes e que, inevitavelmente, condicionam os projetos desenvolvidos.

Do ponto de vista da organização, pode-se considerar que constituem fatores de sucesso[31][43]:

- A gestão eficaz dos recursos humanos envolvidos, com enfoque no trabalho em equipa e na continuidade de cuidados (sejam estes de saúde, sociais ou outros);
- A existência de forte liderança no projeto;
- A identificação clara de objetivos e visão partilhada;
- A utilização eficiente das tecnologias de informação disponíveis;
- A avaliação adequada dos resultados obtidos.

De referir que a implementação e continuidade de um projeto de integração de cuidados está diretamente dependente dos diferentes níveis de integração funcional nas organizações, quer a nível clínico, de informação, ou financeiro. Assim, o sucesso do projeto está relacionado com a forma como estes diferentes níveis são articulados[38][44]. A integração clínica preconiza que devem ser assegurados os cuidados necessários para o doente e respetiva família, de acordo com as suas necessidades e envolvendo a equipa multidisciplinar. Do ponto de vista dos recursos humanos, é essencial que se sintam envolvidos com os objetivos do projeto, motivados para a mudança e para a reorganização dos serviços até então prestados e com enfoque na centralidade dos cuidados. O trabalho em equipa multidisciplinar de forma organizada, com definição clara do papel de cada elemento no seio da equipa e na própria organização e a promoção de canais de comunicação eficazes contribuem para o sucesso na implementação do projeto[30]. No entanto, a existência de equipas fragmentadas, com objetivos e ideologias díspares e com diferentes culturas organizacionais, poderá traduzir-se num trabalho de equipa ineficaz ou inexistente, que condicionará de forma negativa os resultados do projeto[51].

Programa de Integração de Cuidados em Londres

Principais lições aprendidas para o sucesso do programa:
Forte liderança clínica;
Comunicação eficaz;
Centralização no doente — parceiro ativo no processo de cuidados[33].

Como referido anteriormente, a liderança constitui um fator chave para a concretização do projeto[52], sendo necessários o acompanhamento, a monitorização e a coordenação dos recursos disponíveis de forma sustentável, promovendo os ganhos em saúde e a eficiência económico-financeira. O líder deverá, igualmente, identificar precocemente as eventuais dificuldades que poderão surgir aquando do planeamento do projeto, de forma a poder intervir atempadamente sobre as mesmas[30]. De referir que, embora o papel do líder do projeto (comummente denominado por gestor do projeto) seja fundamental, é igualmente importante que a gestão de topo esteja envolvida e motivada para a gestão da mudança e investimento na integração de cuidados, sendo que esta deverá fazer parte da visão estratégica da organização e constituir uma prioridade de ação.

Por sua vez, os sistemas de informação constituem ferramentas essenciais para o sucesso de um projeto de integração de cuidados, sendo que quaisquer constrangimentos no seu funcionamento e operacionalidade irão resultar em claras barreiras à sua implementação, quer sejam verificados na qualidade dos dados, na integração dos sistemas de informação, na partilha de informação entre equipas, na operabilidade do próprio sistema ou noutros aspectos. É também importante que o projeto seja apoiado por um sistema de informação sólido, integrado, *user-friendly* e que dê resposta às necessidades específicas do projeto.

A eficiência económica, na qual estão implícitas a gestão financeira e a sustentabilidade das organizações, permitindo às mesmas a prestação dos cuidados necessários, é outro dos fatores essenciais para garantir a integração de cuidados, que, na verdade, se traduz em integração financeira. Como referido anteriormente, o modelo de financiamento eleito para o projeto poderá ser um motor para a motivação das equipas envolvidas e a promoção de melhores resultados, pelo que também se constitui como um fator que influencia o sucesso do projeto. Financiamentos rígidos, débeis e pouco ajustados poderão constituir fortes barreiras para o crescimento do projeto.

Lopes *et al.*[44], citando Shortell *et al.* (2000), referem existir outros aspectos de relevo que poderão constituir barreiras à integração de cuidados. A falta de entendimento relativamente às prioridades estratégicas de intervenção poderá constituir uma barreira à implementação do projeto, pois o enfoque deverá ser colocado nos cuidados de primeira linha, em detrimento das instituições que prestam cuidados mais diferenciados. É importante que seja transmitido, de forma clara, às unidades envolvidas qual o seu papel no projeto e na estratégia definida. Por vezes, existe um maior foco nas organizações com maior representatividade económica (por exemplo, instituições hospitalares), sendo necessário um maior investimento nas restantes para gerar maior produção e, consequentemente, mais recursos. Do ponto de vista dos recursos humanos, poder-se-á observar alguma resistência provocada pela integração de diferentes culturas organizacionais, o que irá requerer uma elevada capacidade de adaptação. Neste âmbito, também se verifica que instituições geograficamente próximas tendem a competir ao longo do tempo (seja por recursos humanos, técnicos ou orçamentais), o que dificulta o processo de integração e colaboração, dada a desconfiança desenvolvida. Por fim, o facto de se pretender integrar organizações com diferentes dimensões estruturais dificulta todo o processo de implementação da integração de cuidados, pelo que também é um aspecto que deve ser considerado.

Do ponto de vista macro, isto é, do ponto de vista do contexto onde se pretende implementar o projeto de integração de cuidados, existem igualmente fatores que poderão constituir barreiras ao seu sucesso. A existência de um modelo de financiamento fragmentado, que tem como objeto as diferentes organizações e não a sua atividade integrada, não será ajustado às necessidades de um projeto de integração de cuidados, pelo que poderá representar constrangimentos no seu desenvolvimento. Por outro lado, a existência de múltiplos programas de integração de cuidados, muitas vezes sobreponíveis, revela falta de planeamento estratégico e utilização pouco eficiente dos recursos. Considerando os aspectos anteriormente referidos, importa igualmente mencionar a pertinência da definição de políticas de saúde e sociais que promovam a integração de cuidados[30]. Na verdade, a definição de políticas é crucial para liderar a mudança e garantir o financiamento (e sustentabilidade) dos projetos de integração de cuidados[43].

Em linha com o mencionado previamente, da revisão sistemática da literatura desenvolvida por Baxter *et al.*[16], foi possível identificar um conjunto de fatores que podem influenciar a implementação de modelos de integração de cuidados, nas suas diferentes etapas, e os seus resultados (Tabela n.º 3). Os autores[16] identificaram ainda dois fatores externos que apresentam potenciais ameaças: contexto de política externa e capacidade/disponibilidade de recursos.

Tabela n.º 3: Potenciais fatores de influência durante a Implementação de Modelos de Integração de Cuidados

Etapa	Áreas de influência	Barreiras/Facilitadores específicos
Planeamento	Envolvimento dos doentes	• Nível de compreensão do doente sobre o significado da integração • Clareza de articulação da visão
	Envolvimento dos profissionais	• Clareza de articulação da visão • Nível de envolvimento nas mudanças e oportunidades para envolvimento
	Visão partilhada entre organizações	• Clareza de articulação de objetivos e resultados • Discussão e acordo de processos financeiros • Níveis de concordância em relação ao risco e governança • Envolvimento dos níveis superiores das organizações • Ajuste entre a iniciativa e as prioridades organizacionais
	Preocupações em relação à confidencialidade da informação do doente	• Clareza dos processos e acordos de partilha de dados • Compreensão da partilha de dados por todas as partes
	Adequação de sistemas para partilha de informação	• Compatibilidade de sistemas • Mecanismos de partilha de Informação
	Equidade de incentivos entre organizações/serviços	• Identificação de potenciais desincentivos à mudança
	População-alvo	• Identificação de processos e resultados que requerem mudança particular • Desenvolvimento de uma visão clara do objetivo pretendido
	Elementos de intervenções a introduzir	• Desenvolvimento de um raciocínio claro sobre quais os elementos a incluir no modelo e que mudança será alcançada

Etapa	Áreas de influência	Barreiras/Facilitadores específicos
Implementação	Resposta da equipa à mudança	• Fornecimento de suporte e treino para a equipa, no que diz respeito à disponibilidade para a mudança e novas formas de trabalhar • Efetividade da liderança de gestão
	Identidade profissional	• Prestação de apoio e formação conjunta que trabalhe a confiança mútua • Foco da mudança nos benefícios potenciais para os doentes e aspectos positivos de desenvolvimento de uma nova identidade de equipa
	Limitações do papel do profissional	• Reconhecimento da necessidade de mudança nas funções, limitações e desafios • Envolvimento da equipa e treino conjunto, incluindo mudança de funções • Efetividade da liderança e gestão para facilitar a mudança
	Estabilidade da equipa	• Envolvimento de proximidade e apoio aos recursos humanos • Reconhecimento e planeamento de potenciais ameaças à estabilidade
	Liderança efetiva	• Tempo dedicado ao projeto por parte dos gestores • Fornecimento de treino aos gestores, para a gestão da mudança • Nível de envolvimento dos gestores seniores e dos níveis superiores da organização
Sustentabilidade	Promoção de iniciativas e conquistas	• Divulgação e reconhecimento de mudanças positivas e conquistas
	Auditoria contínua e feedback	• Fornecimento de feedback regular para avaliação de desempenho
	Manutenção da prática de mudança	• Fornecimento de treino conjunto ao longo do processo de implementação e após este
	Manutenção do envolvimento da equipa	• Fornecimento de feedback regular no que respeita ao progresso e resultados • Fornecimento de oportunidades contínuas para envolvimento da equipa
	Manutenção do envolvimento do doente	• Fornecimento de feedback regular no que respeita ao progresso e resultados • Fornecimento de oportunidades contínuas para envolvimento

Etapa	Áreas de influência	Barreiras/Facilitadores específicos
Avaliação	Avaliação da mudança nos elementos interpessoais e culturais	• Inclusão de resultados relacionados com a cultura organizacional, pontos de vista/crenças, trabalho em equipa e comunicação como indicadores de processo de prestação de cuidados
	Avaliação do processo de mudança a par com os resultados do serviço	• Avaliação dos resultados ao nível do processo, incluindo partilha de informação e processos organizacionais
	Avaliação dos resultados em saúde do doente	• Inclusão de avaliação além da satisfação do doente, tal como o envolvimento do doente, conhecimento do tratamento e relacionamento com os profissionais de saúde

Adaptado de [16].

5. INTEGRAÇÃO DE CUIDADOS EM PORTUGAL

A alteração do paradigma da prestação de cuidados orientada quase exclusivamente para tratar a doença através dos serviços hospitalares para uma prestação de cuidados baseada na comunidade levou a que diversos países europeus tenham tomado e continuem a tomar medidas de promoção da integração de cuidados[53]. Essas medidas concretizam-se no desenvolvimento de estruturas abrangentes, na estreita colaboração entre diferentes sectores e na coordenação entre os diversos níveis de cuidados[53].

Portugal inclui-se no conjunto de países que tem procurado implementar medidas com o objetivo de criar condições para a integração de cuidados nas suas mais diversas dimensões.

A integração e a continuidade dos cuidados é uma preocupação que se encontra presente no Sistema de Saúde Português, pelo menos desde a Lei de Bases da Saúde de 1990 (Lei n.º 48/90)[7]. Esta lei[7] estabelece que os serviços de saúde comuniquem entre si e com os serviços sociais e de assistência em prol dos interesses dos doentes e que essa articulação deve ser promovida. Este fundamento foi reforçado pela nova Lei de Bases da Saúde, Lei n.º 95/2019[54], na qual se refere que o Serviço Nacional de Saúde tem a obrigatoriedade de garantir a integração de cuidados e o trabalho em rede de todas as unidades de saúde.

Uma das primeiras iniciativas surge com o Decreto-Lei n.º11/93, de 15 de Janeiro[55], que aprovou o Estatuto do Serviço Nacional de Saúde e instituiu o conceito de unidades integradas de cuidados de saúde, através das quais se pretendia reforçar a articulação entre hospitais e grupos personalizados de centros de saúde de uma determinada área geográfica. Contudo, veio a verificar-se que este modelo não permitia atingir o nível de articulação pretendido[7]. Como tal, surgiu uma nova proposta de modelo de integração de cuidados, com a instituição da ULS de Matosinhos, pelo Decreto-Lei n.º 207/99, de 9 de Junho[56]. Esta ULS tornou-se o primeiro exemplo de integração eficaz de hospitais e centros de saúde, sob a mesma gestão[7].

Em 1999, aquando da sua criação, o projeto das ULS era considerado inovador e permitiu dar relevo à estratégia de integração de cuidados em Portugal. Contudo, verificou-se um interregno na implementação deste modelo, tendo sido criada apenas em 2007 a segunda ULS (do Norte Alentejano). Desde então, foram fundadas mais seis ULS pelo território nacional, existindo atualmente oito (Figura n.º 16).

Figura n.º 16: ULS em Portugal Continental[14]

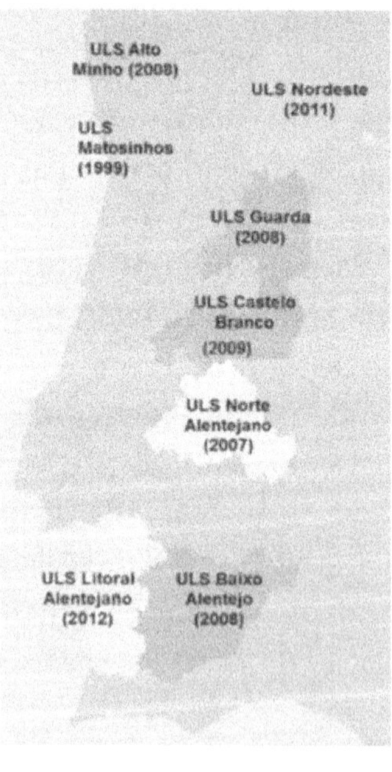

Apesar de as ULS terem sido constituídas sem aparente justificação demográfica, social ou tecnológica, observam-se alguns aspectos que podem ter motivado a sua constituição, nomeadamente o facto de estas unidades terem sido criadas, sobretudo, em zonas onde a população tem maior índice de envelhecimento, maior dificuldade de acesso a cuidados de saúde e onde se observam mais dificuldades de contratação de recursos humanos[57].

De acordo com os Estatutos das Unidades Locais de Saúde, presentes no Decreto-Lei n.º 12/2015[58], o principal objetivo destas unidades é a «*prestação integrada de cuidados de saúde primários, hospitalares, e continuados à população*», pelo que constituem, assim, um processo de integração vertical.

A avaliação deste modelo tem sido realizada de forma pouco exaustiva, não permitindo retirar conclusões definitivas sobre os resultados e o seu impacto ao nível da melhoria da eficácia e eficiência da prestação de cuidados.

Apesar dos resultados positivos evidenciados em alguns estudos, é notória a necessidade de uma investigação que analise o impacto das ULS de forma abrangente, pela variabilidade existente entre estas. Dando como exemplo o estudo desenvolvido por Fernandes *et al.*[59], apenas em quatro das sete ULS analisadas foi possível tirar conclusões acerca do potencial destas unidades para reduzir o número de readmissões não planeadas.

Outros modelos de integração de cuidados em Portugal incluem, por exemplo, a criação de Agrupamentos de Centros de Saúde (ACES) e de Centros Hospitalares, que constituem processos de integração horizontal. Também a Rede Nacional de Cuidados Continuados Integrados, criada pelo Decreto-Lei n.º101/2006[60] com o intuito de melhorar a resposta a doentes com necessidade de internamentos prolongados ou em situação de dependência, é um modelo de integração de cuidados que tem como base uma abordagem em rede, através da articulação e cooperação entre cuidados de saúde e cuidados sociais[7].

Em Portugal, é ainda possível encontrar um outro conjunto de iniciativas e projetos de integração de cuidados de saúde, na sua maioria centrados numa doença crónica específica, em que o acompanhamento é realizado sobretudo para dar resposta à mesma. Tem-se observado, contudo, paulatinamente, uma mudança de paradigma com o surgimento de novos projetos, aplicados a fases agudas da doença crónica, que apresentam uma perspetiva mais abrangente sobre o doente e o contexto em que este se insere.

Como exemplo dos projetos existentes, destacamos a parceria entre o Instituto Português de Oncologia (IPO) de Coimbra e a Administração Regional de Saúde (ARS) do Centro, através da qual doentes com alta clínica da patologia de cancro da mama podem ser acompanhadas nos cuidados de saúde de proximidade, existindo uma estreita comunicação entre o médico de medicina geral e familiar (MGF) e o oncologista de referência.

No modelo tradicional, estas doentes, frequentemente, continuam a ser acompanhadas, mesmo após a alta clínica, nos Institutos de Oncologia, para realização de exames complementares de diagnóstico e controlo da sua condição clínica.

No âmbito da parceria entre o IPO de Coimbra e a ARS do Centro, através da articulação entre estruturas, é possível a prescrição dos exames complementares de diagnóstico necessários à monitorização da condição clínica pelos médicos de MGF e a sua realização fora do IPO. Foi ainda criada uma plataforma que permite o contacto direto entre o médico de MGF e o oncologista, o que facilita a comunicação sempre que existam dúvidas ou seja detetada qualquer anomalia nos exames de controlo.

Outro projeto de integração de cuidados é o desenvolvido na ULS do Litoral Alentejano que assenta nos pressupostos do modelo de gestão de caso. Este projeto tem como população-alvo pessoas com doenças crónicas complexas ou multimorbilidades. O gestor de caso (enfermeiro) acompanha o doente em proximidade, estando em permanente contacto com toda a equipa multidisciplinar, o que possibilita a identificação precoce de necessidades, tendo em vista a redução dos internamentos e a agudização da condição clínica.

A Prescrição Social é um modelo de integração de cuidados entre a saúde e o sector social e solidário, que possibilita às unidades de saúde darem respostas concretas às necessidades não-médicas dos seus utentes. As soluções muitas vezes já estão disponíveis na comunidade, mas não estão ligadas ao SNS. A Prescrição Social cria essa rede de referenciação social e comunitária que prepara o SNS para os desafios do futuro: envelhecimento populacional, desigualdades sociais, sedentarismo e iliteracia em saúde.

Dr. Cristiano Figueiredo
Coordenador do Projeto Piloto de Prescrição Social de Lisboa

Um exemplo de integração de cuidados de saúde e sociais é o projeto de prescrição social da Unidade de Saúde Familiar (USF) da Baixa, em Lisboa. Através da articulação entre os cuidados de saúde primários e os recursos de apoio na comunidade, este projeto pretende melhorar as respostas sociais a doentes que necessitem de maior acompanhamento pela sua condição social, que pode estar relacionada com diversos fatores, como, por exemplo, o isolamento social, o desemprego e a pobreza[61].

Apesar das diferentes iniciativas e projetos de integração de cuidados implementados, como aqueles que damos conta neste capítulo, e dos seus potenciais benefícios para a população abrangida, podemos constatar que estes se desenvolvem de forma isolada.

Em Portugal, não é possível identificar uma estratégia nacional cujo principal objetivo seja a integração de cuidados, isto é, não existe uma política concertada de integração de cuidados com estratégias de médio-longo prazo bem definidas ou com interligação entre política de saúde e política social. Tampouco se verifica a existência de grupos formais que promovam o acompanhamento e a avaliação deste tipo de projetos (considerando a pertinência da avaliação para a tomada de decisão e para o investimento nos modelos que se apresentem como mais efetivos e/ou eficientes).

Desde 2012 que não se verifica uma expansão das ULS ou mesmo de outro programa com abrangência nacional, realidade que é ainda mais evidente no que respeita à integração entre cuidados de saúde e cuidados sociais.

Em súmula, perspetiva-se um longo percurso que deverá ser realizado de forma concertada pelos diferentes *stakeholders* (incluindo doentes, profissionais de saúde, gestores, investigadores e decisores políticos), para que a integração de cuidados seja uma realidade a nível nacional e não apenas um conjunto de iniciativas piloto.

REFERÊNCIAS BIBLIOGRÁFICAS

[1] Zonneveld N, Driessen N, Stüssgen RAJ, Minkman MMN. Values of integrated care: a systematic review. Int J Integr Care. 2018 Nov 15;18(4):1–12.

[2] Armitage GD, Suter E, Oelke ND, Adair CE. Health systems integration: state of the evidence. Int J Integr Care. 2009;9(2).

[3] WHO. Health Services Delivery Programme. Division of Health Systems and Public Health. Integrated care models: an overview: working document. Copenhaga: WHO Regional Office for Europe; 2016.

[4] Berwick DM, Nolan TW, Whittington J. The triple aim: care, health, and cost. Health Aff. 2008 May–Jun;27(3):759–69.

[5] Carter K, Chalouhi E, Mckenna S. What it takes to make integrated care work. Heal Int. 2011:48–55.

[6] National Association of Primary Care. Achieving the provision of integrated care: exploring the development and successful implemetation internationally of new models of integrated care. Londres: NAPC; 2018.

[7] Santana S, Szczygiel N, Redondo P. Integration of care systems in Portugal: anatomy of recent reforms. Int J Integr Care. 2014 Jul–Sep;14:1–10.

[8] Shaw S, Rosen R, Rumbold B. What is integrated care?: an overview of integrated care in the NHS: research report. Londres: Nuffield Trust; 2011.

[9] Santana R, Costa C. A integração vertical de cuidados de saúde: aspectos conceptuais e organizacionais. Rev Port Saúde Pública. 2008;Temático(7):29–56.

[10] Contandriopoulos AP, Denis JL, Touati N, Rodríguez C. The integration of health care: dimensions and implementation: working paper. Montreal: GRIS, Université de Montréal; 2003.

[11] Gröne O, Garcia-Barbero M, WHO European Office for Integrated Health Care Services. Integrated care: a position paper of the WHO European Office for Integrated Health Care Services. Int J Integr Care. 2001;1:e21.

[12] Kodner DL. All together now: a conceptual exploration of integrated care. Healthc Q. 2009;Special(13):6–15.

[13] Integrated Care Evaluation. Triple Aim Archieven — Value Based Healthcare: Innovation or renovation?. [Online]. Países Baixos: Integrated Care Evaluation; 2017 [citado a 2020 agosto 30]. Disponível em: https://www.integratedcareevaluation.org/tag/triple-aim/.

[14] Entidade Reguladora da Saúde. Estudo sobre o desempenho das Unidades Locais de Saúde. Porto: ERS; 2015.

[15] Curry N, Ham C. Clinical and service integration. The route to improved outcomes. Londres: The King's Fund; 2010.

[16] Baxter S, Johnson M, Chambers D, Sutton A, Goyder E, Booth A. Understanding new models of integrated care in developed countries: a systematic review. Southampton, Reino Unido: NIHR Journals Library; 2018 Aug. (Health Services and Delivery Research; 6.29).

[17] Juhnke C. Clinical and service integration: the route to improved outcomes. Int J Integr Care. 2012 Oct–Dec 12;12:10–2.

[18] Portugal. Ministério da Saúde. Projeto «Gestão de Caso»: um novo paradigma na prestação de cuidados de saúde. Santiago do Cacém: Unidade Local de Saúde Litoral Alentejano. Ministério da Saúde; 2018.

[19] Mendonça H, Fiúza T, Taveira I, Belo A. Gestão de caso: modelo de intervenção nos utilizadores frequentes do serviço de urgência [poster]. In: Conferência: Prémio de Boas Práticas em Saúde 2018; 2018 novembro 21; Auditório da ESTeSL — Lisboa, Portugal. Lisboa: APDH; 2018.

[20] Barbosa P. Plano individual de cuidados no SNS. In: SNS Jornadas Hospitalares 2018. Boas práticas em saúde. [Online]; 2018 fevereiro 27–28; Escola Superior de Tecnologia da Saúde de Lisboa,

Portugal. Lisboa: ACSS. Ministério da Saúde; 2018 [citado a 2020 agosto 20]. Disponível em: http://www.acss.min-saude.pt/wp-content/uploads/2018/03/Patricia-Barbosa_plano-individual-de-cuidados.pdf.

[21] U.S. Department of Health & Human Services. Agency for Healthcare Research and Quality. Defining the PCMH. [Online]. Rockville: AHRQ; 2020 [citado a 2020 agosto 20]. Disponível em: https://pcmh.ahrq.gov/page/defining-pcmh.

[22] Bennett J. Patient Centered Medical Home: a key element to population health management success [webinar]. [Online]. Knoxville: PerfectServe; 2015 [citado a 2020 agosto 20]. Disponível em: https://www.youtube.com/watch?v=4PwZzRCTOyk.

[23] Coleman K, Austin BT, Brach C, Wagner EH. Evidence on the chronic care model in the new millennium. Heal Aff. 2009 Jan–Fev;28(1):75–-85.

[24] Portugal. Ministério da Saúde. Administração Central do Sistema de Saúde. Memorando sobre a gestão da doença. [Online]. Lisboa: ACSS; 2009 [citado a 2020 agosto 20]. Disponível em: http://www2.acss.min-saude.pt/Portals/0/Memorando sobre gestão da doença.pdf.

[25] Gordon AJ, Hornstein H. The symbiosis of project management and change management during healthcare integrated planning: a case study of Ontario's healthcare system. In: Project Management Institute Research and Education Conference; 2014 julho 29; Phoenix, EUA. Newtown Square: Project Management Institute; 2014.

[26] Shirley D. Project management for healthcare. London: Taylor & Francis Group; 2011.

[27] Project Management Institute. A guide to the Project Management Body of Knowledge: PMBOK guide. 5th ed. Newtown Square: Project Management Institute; 2013.

[28] González-Ortiz LG, Calciolari S, Goodwin N, Stein V. The core dimensions of integrated care: a literature review to support the development of a comprehensive framework for implementing integrated care. Int J Integr Care. 2018 Aug 8;18(3):1–12.

[29] Tang W, Sun X, Zhang Y, Ye T, Zhang L. How to build and evaluate an integrated health care system for chronic patients: study design

of a clustered randomised controlled trial in rural China. Int J Integr Care. 2015 Jan–Mar;15:1–17.

[30] Baker GR, Steele Gray C, Shaw J, Denis J-L, Breton M, Carswell P. Navigating the challenges of building integrated care models: findings from the iCoach Project. Int J Integr Care. 2016;16(6):375.

[31] Burns PR, Elliott C. What are the essential ingredients to successful delivery of integrated care to help keep frail and complex patients well, and out of hospital?. Int J Integr Care. 2016;16(6):112.

[32] Provost S, Pineault R, Tousignant P, Hamel M, Da Silva R. Evaluation of the implementation of an integrated primary care network for prevention and management of cardiometabolic risk in Montréal. BMC Fam Pract. 2011;12(1):126.

[33] Round T, Ashworth M, Crilly T, Ferlie E, Wolfe C. An integrated care programme in London: qualitative evaluation. J Integr Care. 2018 Oct 15;26(4):296–308.

[34] Baltaxe E, Cano I, Herranz C, Barberan-Garcia A, Hernandez C, Alonso A, et al. Evaluation of integrated care services in Catalonia: population-based and service-based real-life deployment protocols. BMC Health Serv Res. 2019 Jun 11;19:1–11.

[35] Cash-Gibson L, Tigova O, Alonso A, Binkley G, Rosenmöller M. Project integrate: developing a framework to guide design, implementation and evaluation of people-centred integrated care processes. Int J Integr Care. 2019 Jan–Mar;19(1):1–11.

[36] Bautista MAC, Nurjono M, Lim YW, Dessers E, Vrijhoe HJ. Instruments measuring integrated care: a systematic review of measurement properties. Millbank Q. 2016 Dec;94(4):862–917.

[37] Smith PC, Mossialos E, Papanicolas I, Leatherman S. Performance measurement for health system improvement: experiences, challenges and prospects. Cambridge: Cambridge University Press; 2010.

[38] Strandberg-Larsen M. Measuring integrated care. Dan Med Bull. 2011 Feb;58(2):1–22.

[39] Kelly L, Harlock J, Peters M, Fitzpatrick R, Crocker H. Measures for the integration of health and social care services for long-term health

conditions: a systematic review of reviews. BMC Health Serv Res. 2020 Apr 26;20:1–11.

[40] Strandberg-Larsen M, Krasnik A. Measurement of integrated healthcare delivery: a systematic review of methods and future research directions. Int J Integr Care. 2009 Jan–Mar;9.

[41] NHS Benchmarking Network. The Integrated Care System (ICS) benchmarker is now live!. [Online]. Londres: East London NHS Foundation Trust; 2020 [citado a 2020 agosto 30]. Disponível em: https://www.nhsbenchmarking.nhs.uk/news/the-integrated-care-system-ics-benchmarker-is-now-live.

[42] Palmer L, LLanos K, Bella M, Tobias C. Integrated care program: performance measures recommendations: resource paper. Hamilton: Center for Health Care Strategies; 2006.

[43] Maruthappu M, Hasan A, Zeltner T. Enablers and barriers in implementing integrated care. Heal Syst Reform. 2015 Sep 23;1(4):250–6.

[44] Lopes H, Carlos JS, Rodrigues M, Mestre R, Santana R, Matias T, Ribeiro V. Relatório do Grupo de Trabalho criado para a definição de proposta de metodologia de integração dos níveis de cuidados de saúde para Portugal Continental. Lisboa: Ministério da Saúde; 2014.

[45] Santana RMC. O financiamento por capitação ajustada pelo risco em contexto de integração vertical de cuidados de saúde: a utilização dos consumos com medicamentos como proxy da carga de doença em ambulatório [tese de doutoramento]. [Lisboa]: Escola Nacional de Saúde Pública. Universidade Nova de Lisboa; 2011.

[46] Bodenheimer T, Grumbach K. Reimbursing physicians and hospitals. JAMA. 1994 Sep 28;272(12):971–7.

[47] Barnum H, Kutzin J, Saxenian H. Incentives and provider payment methods. Int J Health Plann Manage. 1995;10(1):23–45.

[48] Glaser WA. Paying the hospital: American problems and foreign solutions. Int J Heal Serv. 1991;21(3):389–99.

[49] Associação Portuguesa de Administradores Hospitalares. 3F – Financiamento, Fórmula para o Futuro. [Online]. Lisboa: APAH; 2018 [citado a 2020 agosto 30]. Disponível a: https://apah.pt/portfolio/3f/.

[50] Administração Central do Sistema de Saúde (ACSS). Termos de Referência para Contratualização de Cuidados de Saúde Hospitalares no SNS para 2020. Lisboa: Ministério da Saúde; 2020.

[51] Maslin-Prothero SE, Bennion AE. Integrated team working: a literature review. Int J Integr Care. 2010;10(2):1–11.

[52] Baker GR, Shaw J, Gutberg J, Kenealy T, Carswell P, Breton M, et al. Effective organizational leadership in the implementation of integrated care; lessons from 9 cases in the iCoach Project. Int J Integr Care. 2017 Jul;17(3):81.

[53] Antunes V, Moreira JP. Approaches to developing integrated care in Europe: a systematic literature review. J Manag Mark Healthc. 2011;4(2):129–35.

[54] Lei n.º 95/2019. Diário da República. Iª Série. 169 (2019-09-04):55–66.

[55] Decreto-Lei n.º 11/93. Diário da República. Iª Série-A. 41 (1993-01-15): 235–48.

[56] Decreto-Lei n.º 207/99. Diário da República. Iª Série-A. 133 (1999-06-09):3258–64.

[57] Loureiro R, Brou E. Fundamentos económicos para a integração vertical em saúde. Dos Algarves Multidiscip e-Journal. 2018;33(Xvii): 66–80.

[58] Decreto-Lei n.º 12/2015. Diário da República. Iª Série 17 (2015-01-26): 542–69.

[59] Fernandes ÓB, Lopes S, Marques AP, Moita B, Sarmento J, Santana R. Local Health Units in Portugal: the influence of chronic conditions on inpatient readmissions. Port J Public Heal. 2020 Abr;37(2–3):91–9.

[60] Decreto-Lei n.º 101/2006. Diário da República. Iª Série-A. 109 (2006-06-06):3856–65.

[61] Portugal. Ministério da Saúde. Administração Regional de Saúde de Lisboa e Vale do Tejo. Consultas Prescrição Social. [Online]. Lisboa: ARSLVT; 2019 [citado a 2020 agosto 30]. Disponível em: https://www.sns.gov.pt/noticias/2019/03/14/arslvt-consultas-de-prescricao-social/.

[62] Rijken E, Leijten F, Genabeek J van, Jansen Y, Steenbeek R. Action program better together in Amsterdam North: results process evaluation and impact assessment. Int J Integr Care. 2015 May 27;15:2014–5.

[63] Contel JC, Ledesma A, Blay C, González Mestre A, Cabezas C, Puigdollers M, et al. Chronic and integrated care in Catalonia. Int J Integr Care. 2015 Jun 29;15:1–13.

SOBRE OS AUTORES

JOANA SERINGA
Centro Hospitalar Universitário de Lisboa Central, EPE;
Escola Nacional de Saúde Pública — Universidade Nova de Lisboa.

CLÁUDIA ALMEIDA
Escola Nacional de Saúde Pública — Universidade Nova de Lisboa.

CÁTIA GASPAR
Centro Hospitalar Universitário de Lisboa Norte, EPE;
Portuguese Association for Integrated Care.

MIGUEL PAPANÇA
Gilead Sciences;
Escola Nacional de Saúde Pública — Universidade Nova de Lisboa.

ADELAIDE BELO
Unidade Local de Saúde do Litoral Alentejano;
Portuguese Association for Integrated Care.

RUI SANTANA
Escola Nacional de Saúde Pública — Universidade Nova de Lisboa.